米国アンチエイジング医学会では常識

口腔内環境改善法
アンチエイジングは“口の中”から！

日本アンチエイジング歯科学会常任理事 森永《MORINAGA》宏喜《HIROKI》著
一般社団法人国際先進医療統合学会代表理事 松山《MATSUYAMA》 淳《JUN》監修

まえがき

この春から新しい令和の世が始まりましたが、私が歯科医師国家試験に合格したのは元号が昭和から平成に変わる一年ほど前でした。早いもので、歯科医師になって三〇年以上が過ぎたことになります。

この本を手に取っていただいたあなたは、歯科というと「虫歯や歯周病の治療をしたり、入れ歯を入れたりするところ。歯列矯正なんてのもあるね」というイメージかと思います。世間一般が持っているその印象は、私が歯科医になった三〇年前と大差ないかも知れません。しかし私の場合は大学を出てすぐに、東京医科歯科大学歯学部第一口腔外科の医局員になったことで、口腔内だけでなく、あごやのどなどの「頭頸部」全体の病気の治療とかかわることになりました。

たとえば、口腔内のがん、あごの骨折、各種の感染症、精神的な問題が口の中の症状として現れている患者さんなどです。末期がんの患者さんの手術やケアにも加わり、最期の看取りに参加したこともあります。まだ歯の治療も満足にできない新米でしたから、虫歯の治療とはかけ離れた壮絶な世界に、右往左往する毎日でした。
しかし今から振り返れば、かけがえのない経験をさせてもらえたと思います。

「口を診るのではなく、人を観る」

恩師や先輩から始終言われていた言葉です。

私たち歯科医が対象としているのは口の中です。しかし、そこだけを診ていればいいのではなく、患者さんという「ひとりの人間」の全体の状態を把握しないといけない。若い時代にそれを教えてもらえたことは、私にとっては大変な財産となりました。あの言葉の意味は、今になってはっきりとわかります。後輩にもしっかりと伝えていかないといけません。若いころに大切なことを教わった者の役割だと思っています。いただいた恩は次の世代に送る。そんな気持ちでこの本を書いています。

大学病院の後、私は総合病院の歯科に勤務しました。一般の方々だけでなく、特別養護老人ホームの入所者など手厚い介護の必要な方々の歯の治療をする中で、病気を予防して健康を維持するためには、口の中のケアがとても大切だということを痛感しました。

一九九二年、生まれ故郷の南房総・鋸南町《きょなんまち》にある祖父の代から続く歯科医院を引き継ぎました。患者さんの入れ替わりが激しい都会の歯科医院とちがい、一〇年、一五年と通って下さる患者さんがたくさんいる環境で、じっくりと経過を診せていただくことができました。患者さんと密にかかわる中で、改めて「口を診るのではなく、人を観る」大切さを痛感する日々でしたが、その中である事実に気付いたのです。

きちんと治療をしたのに経過が思わしくなく、徐々に悪化していく方は、糖尿病や高血圧など、生活習慣病も抱えていることが多く、全身の健康が口の中に表れること、また逆に口の中が不健康だと全身に悪影響が出ることが徐々にわかってきました。食生活をはじめとする生活習慣を指導して、それをきちんと守ってくれる患者さんは、口の中はもちろん、糖尿病や高血圧も改善していくのです。

私は、歯科というのは単に口の中を治すだけでなく、「健康」を語る上でとても重要な存在なのではないかと思うようになりました。口の中は、その人の人生の写し鏡です。たとえば、歯のすり減り具合から、この人は恐らくストレスを抱えて生きてきたなと想像できます。ストレスがあると、寝ている間に歯ぎしりをするので歯が摩耗することがあるのです。また、特定の飲食物によって虫歯のできる位置が違ったりします。そうした情報を得ながら、患者さんにアドバイスできるのが歯科なのです。

「高齢化が進む中、歯科から生活習慣病を改善させていこう」

そう決心しました。でもどこから手をつければいいかわかりません。いろいろと情報を集める中で、アンチエイジング（抗加齢）医学に出会いました。これは本気で勉強する価値があると直感し、日本抗加齢医学会に入会、専門医の資格を取りました。それだけでは物足りず、よりコアな知識を得ようと、世界最大でもっとも歴史のあるアメリカ・アンチエイジング医学会（Ａ４Ｍ）の研修を受けて、日本の歯科医としては初めての認定医となりました。前例がなかったためにたくさんの困難もありましたが、がんばって認定医の資格を取得したのは私の歯科医師人生にとってまさに転機となりました。

日本とアメリカでは、歯周病に対するとらえ方に差があります。アメリカでは循環器系の疾患が非常に多いのですが、循環器系疾患と歯周病には深い関係があるという認識が広がっています。循環器を専門とする医師たちの多くが、心臓や血管だけを診るのではなく、口腔内のチェックを歯科に依頼するのです。そして、歯周病があれば、口の中と循環器とを並行して治療します。最近は若干の進展がみられるものの、日本ではこのような医科と歯科の連携がなかなか実現しません。今後、アメリカのような形になることを願っています。

本書では、口の中の健康がいかに全身を健全に保つのに必要かというお話をしていきます。特に、口の中の状態は、認知症やうつ病の発症と密接な関係があります。これからますます増えていく認知症やうつ病。口の中を健康にすれば、その予防ができるとしたらどうでしょうか。

たかが口の中だと思わないでください、健康の鍵は口の中にあると、認識を改めてください。まったく新しい健康観なので戸惑われる方もいるかもしれませんが、口の中から始める健康法をぜひ実践していただければと思います。

二〇一九年秋

森永宏喜

目次

第一章 意外、病気は口の中から始まる!?

第二章

脳の老化の原因も口の中にあった

第三章

口腔・腸・脳の健康トライアングル

第四章

真のアンチエイジング——健康寿命を延ばす

第五章 人は口から老いる〝オーラルフレイル〟

第六章 口腔内をしっかりとケアする

第七章

細胞一つひとつの栄養バランスを整えるオーソモレキュラー医学

第八章

アンチエイジングを実現する究極の栄養学

第一章

意外、病気は口の中から始まる⁉

「もの言わぬ病」歯周病が放置されている

歯を磨くときに歯ぐきから出血があるという方はどれくらいいるでしょうか。決して少なくないと思います。では、そのときに「これは一大事だ」と対策を考える方はどれくらいいるでしょうか。血便や血尿であれば「何か悪い病気ではないか」と危惧して病院へ行く人も多いと思いますが、歯ぐきだと「これくらい大したことない」と放っておく人が多いのではないかと思います。

歯ぐきから出血があるのは、「歯周病」という立派な病気です。歯周病は「もの言わぬ病」と言われます。初期の段階では自分で見てもわかりにくく、自覚症状もほとんどありません。「歯がグラグラして痛い」などの症状が出てきたときには、かなり進行していると考えて間違いありません。進行すればするほど治療が難しくなるのは当然のことです。

まずは、歯周病を放置しておくと大変なことになるというお話をします。

歯は、歯ぐきに埋まるようにして固定されています。私たちが目で見ることができるピンク色の歯ぐきは「歯肉」の部分です。歯肉の奥に歯を支える骨である「歯槽骨」があり、歯と歯槽骨は「歯根膜」でつながっています。こうした歯のまわりの組織を「歯周組織」と呼んでいて、そこに歯周病菌の感染によって炎症が起こる病気を歯周病と言います。自己防衛反応である炎症によって、歯を支えている組織が壊されていく病気です。

もう少し細かく言えば、歯肉の部分に限定して炎症を起こしているのを「歯肉炎」、その奥まで炎症が広がり、歯周組織の破壊が始まっていれば「歯周炎」となります。歯肉炎と歯周炎を合わせて歯周病です。

歯周炎は、かつては「歯槽膿漏」と呼ばれていました。ある年齢以上の人は、「りんごをかじると血が出ませんか」というハミガキのコマーシャルを覚えているかもしれませんが、あのころは歯周病とは言わず、歯槽膿漏という呼び方でした。一九六四年ですから、前回の東京オリンピックの年からテレビで流れていたCMです。

あのころで、日本人の三人に一人が歯槽膿漏にかかっていると言われていましたが、このハミガキも最初はまったく売れなかったそうです。ハミガキはただ単に口の中をサッパリさせるためのもので、歯槽膿漏が増えていると言っても、「たかが歯ぐきか

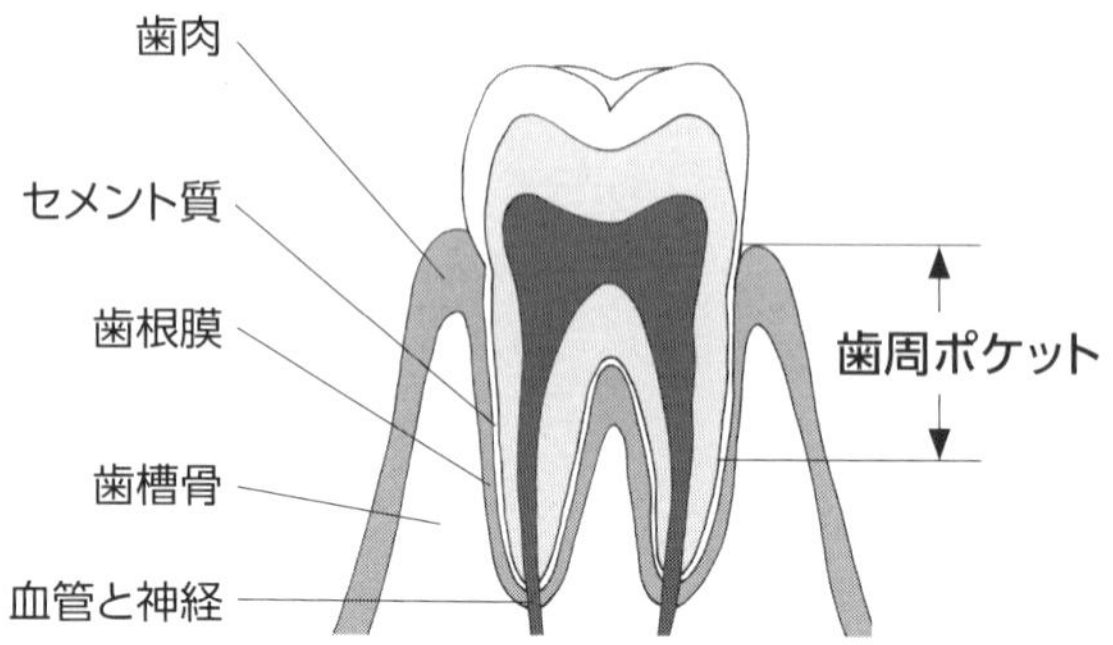

歯肉に炎症を起こすと歯肉炎、その奥まで炎症が広がり
歯周組織の破壊が始まっていれば歯周炎となる

らの出血」というくらいにしかとらえられてなかったのでしょう。

歯周病を放置しておくと、歯を支えている歯槽骨が溶けてしまって、グラグラになり、ついには抜けてしまいます。歯周病を治療しないと、歯ぐきはますます炎症を起こして、次々と歯が抜けてしまいます。

一九八九年から厚生省(当時)と日本歯科医師会が「8020(ハチマルニイマル)運動」を推進しています。八〇歳になって二〇本以上、自分の歯を保とうというものです。三〇年間の努力が実り、二〇一六年の調査では8020達成者が五一・二パーセントとなり、過半数を超えました。それ自体は結構なことなのですが、歯が多く残るようになったことで歯周病は増えているのです。

いくつになっても、おいしいものを食べているときには幸せを感じます。歯がなくなればその幸せを失うことになります。今は、いい入れ歯もありますし、インプラントという技術も広がっています。しかし、自分の歯で噛んで食べるのには及びません。歯がなくなると、食べることだけでなく、発音がしづらくなり、会話にも支障が出ます。口元や顔の形が変わることもあります。食べ物を咀嚼しにくくなれば摂取する栄養素にも偏りが出て体調に悪影響が出ます。

このように歯がなくなるというのは、さまざまな弊害が出ます。虫歯に注意するだけではなく、歯周病対策も十分に行う必要があるのです。

歯を失うと人生の楽しみが奪われる

『PRESIDENT』という雑誌が非常に興味深いアンケートを行っていますのでご紹介します。

健康に関して「リタイア前にするべきだった」と後悔していることは何かというこ

とを、五五～七四歳の男女千人に聞いたものです。シニア層が後悔していたのは何だと思われるでしょうか？

「歯の定期検診を受ければ良かった」

これがもっとも多かった回答でした。

ちなみに二位は「スポーツなどで体を鍛えれば良かった」。三位は「日頃からよく歩けば良かった」です。

五五歳を過ぎれば体のあちこちに不具合が出ます。定年後の第二の人生で何がもっともつらいか。歯を失ってしまうことで、もっと歯を大事にしておけば良かったと後悔している姿が、このアンケート結果から見えてきます。

体力の衰えよりも、歯がなくなることのほうが年を取ってからはきついのです。

歯を失うというのは、先ほどもお話ししたように、食べ物がおいしく食べられなくなります。それだけで、人生の楽しみのかなりの部分が奪われてしまいます。その上、歯がないというのは外見上もハンディを背負います。

前歯がないのも平気で大口を開けて笑うというのは、周囲の視線を意識すれば普通はできないのではないでしょうか。しゃべるときにも、口元を手で隠すことになるし、空気がもれて発音もおかしくなってしまいます。

そうすると、人と会うのもおっくうになってきて、だんだん外へ出なくなります。ただでさえも、年を取ると孤独になるのが怖くてたまりません。老人会などサークル活動に出ることで、友だちができて、寂しさを紛らわすことができるのに、そういう場にも出なくなると、毎日に張りがなくなります。


歯の状態が良ければ、膝が痛いなどの不調が少々あっても、食事会があれば出かけて行くのではないでしょうか。おいしいものが食べられると考えるだけでワクワクします。車椅子でも、今はバリアフリーのお店も増えていますので、友だちとの食事を楽しむことができます。人間関係にとって、歯が健康だということはとても大切です。

歯は、社会や人間関係の潤滑油と言っても過言ではありません。社会から孤立すると認知症の進行が早まるという調査結果もあるのです。

このアンケート結果は、歯を失って、おいしいものを食べられなくなったり、人との付き合いが希薄になって寂しい思いをしている人たちがいかに多いかを示しているのではないでしょうか。

歯を失う主な原因は虫歯（専門用語で〝う蝕〟と言います）と歯周病です。どちらも細菌が引き起こす感染症です。虫歯はミュータンス菌に代表される原因菌が作り出す酸によって歯が溶けることが原因です。歯周病は、たくさんの菌による複合感染ですが、菌の中でも危険度が高いのが次の三つです。

・ポルフィロモナス・ジンジバリス（Ｐｇ菌）
・トレポネーマ・デンティコーラ（Ｔｄ菌）
・タンネレラ・フォーサイセンシス（Ｔｆ菌）

この三つをまとめてレッドコンプレックスと呼んでいます。重度の歯周病の患者さんの口の中の菌を調べると、レッドコンプレックスが大量に検出されます。

口の中にはもともと約七〇〇種類、約百億個の細菌が住みついています。ちなみに腸内には五百～千種類、約百兆から千兆個の細菌が住みついています。これらは常在菌とよばれます。

腸内細菌には「善玉菌」「日和見菌」「悪玉菌」があって、肉食が多かったり、甘いものを食べ過ぎたり、ストレスの多い生活をしたり、強い薬を飲んだりすると、腸内の環境が大きく変わります。悪玉菌が繁殖して、便秘をしたり下痢をしたり、便のにおいがきつかったりということが起こってきます。そして腸内細菌のバランスの崩れがさまざまな病気の原因になっていることがわかっています。

逆に、食物繊維の多い野菜など、腸内細菌によい食物を食べると善玉菌が増えていい便が出ます。健康を保つには腸内細菌のバランスがとても重要なのです。

口の中も同じように、「善玉菌」「日和見菌」「悪玉菌」がいて、食生活やストレス、口腔内ケアによって、その比率が変わります。善玉菌と日和見菌が多くを占めていれば口の中は健康を保っています。ところが、甘いものやジャンクフードばかりを食べて歯磨きもしないような人の口の中では悪玉菌が増えます。悪玉菌は、さまざまな有害物質を産生します。それが歯ぐきに悪影響を与えて歯周病となるのです。

現代人は成人の八〇パーセントが歯周病にかかっていると言われています。これは大変なことです。私たち歯科の立場からすれば、口の中は全身の健康状態のバロメーターですから、ほとんどの人が歯周病以外にも深刻な病気をもっているか、病気になる寸前、いわゆる「未病」の状態だと言えます。

口の中の細菌のバランスが崩れていれば、腸内細菌のバランスにも影響するという研究もあります。口の中と腸内で病気のもとがどんどん作られていますから、体調が悪くなるのも当然のことです。

逆に言えば、歯周病を良くするような生活、ケアをすれば、腸内細菌のバランスも整いやすいですから、体調は良くなるでしょう。歯周病の人はできるだけ早くに治療なりケアをして、口の中の健康を取り戻すようにするのが賢明です。

歯周病菌、口の中から全身に！

歯周病がいかに怖いかは、もう少し読み進めていただけるとよくわかるかと思います。ただし、怖いですが、適切な治療、ケア、生活改善をすれば良くなります。決して絶望するようなことではありませんが、たかが歯周病と軽視していると、大きな病気を発症してから、「しまった」と後悔することになります。

この本を手に取ってくださったのも何かのご縁です。歯周病の怖さをしっかりと認識していただいて、その対策を講じていただければ、大病になるのを未然に防げるはずです。

ふだんの歯磨きで落とし切れなかった汚れ、食べカスは歯の表面や歯間、歯と歯ぐきとの間に付着します。それを栄養にして多種多様な細菌が繁殖します。これが歯垢です。最近ではこの歯垢のことをバイオフィルムと呼ぶことが多くなりました。

一ミリグラムの歯垢には約一億個の細菌がいると言われます。歯と歯ぐきの間を歯周ポケットと言いますが、ここにも歯垢は付着します。

歯周ポケットに付着すると、歯を磨いてもブラシが届きにくく、菌はさらに繁殖し、歯周ポケットはさらに深くなっていきます。歯周ポケットの中は酸欠状態ですが、悪玉菌はその環境が好きなのでどんどん増えていくのです。

さらにやっかいなことに、バイオフィルムの表面は唾液でも溶けにくい物質で覆われています。うがいくらいではとれないし、抗菌薬を使っても歯垢の中までは薬はしみこみませんから、十分な効果が出ません。難攻不落の砦です。

歯垢が付着することによって歯ぐきが炎症を起こします。最初は歯肉炎です。歯と歯ぐきの境目に赤く腫れが出ます。適切なケアを怠ると、そこから軽度～中等度の歯周炎に進行しますが、時々出血があるくらいで目立った自覚症状は出てきません。

それが歯周病の恐ろしいところ。歯がぐらつく、噛むと痛い、歯ぐきが腫れて膿が口の中に手のひら大の潰瘍が!

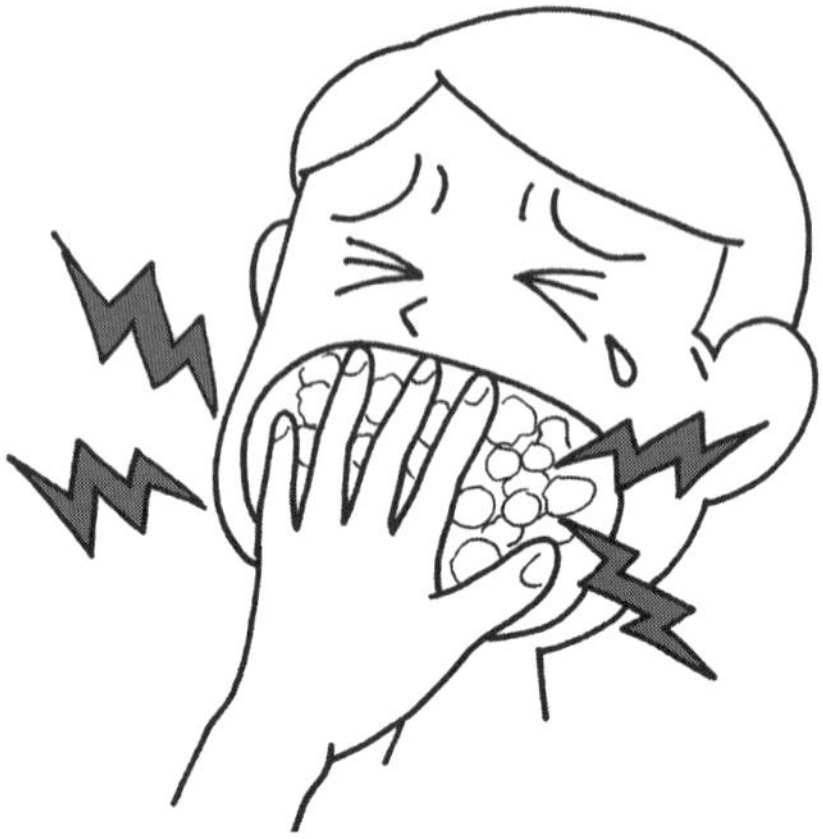

出るといった強い症状が出たときには重症になっていることも珍しくないのです。

歯周病の重症度は歯周ポケットの深さによって決まります。深さが四ミリから五ミリ以上あると中等度です。

病的な歯肉ポケット内部は潰瘍になっていますので、これくらいの歯周病だと、口の中に何と手のひら一個分ほどの潰瘍があることになります。

潰瘍は組織が傷ついている状態で、炎症の発生源です。口の中に手のひら大の潰瘍ですから相当のものだと考えてください。

炎症の原因となるのは悪玉菌が放出する毒素です。

歯周病の毒素菌は、内毒素（エンドトキ

シン）と言って、細菌の構成成分の一部で細菌が壊れたときに出てくる毒素です。内毒素は比較的毒性は弱いのですが、慢性炎症を起こすやっかいな毒だということを覚えておいてください。

歯周病菌から出された毒素は炎症を引き起こし、歯周病をどんどん悪化させます。そしてその毒素ですが、口の中だけでとどまっていればよいのですが、残念ながらそんなことはありません。

怖ろしいことに、歯周ポケットの血管に歯周病菌が直接入り込むのです。あるいは、口の中は粘膜で覆われていて、口腔粘膜は吸収効率がとても高いので、歯周病菌が吐き出した毒素を吸収して血管に運び入れます。血管に入った歯周病菌・毒素は血流に乗って全身を巡ります。

するとどうなるか。口の中で起こっていることが全身に起こることになります。つまり、炎症が起きてくるわけです。病気の原因の多くは炎症から始まります。歯周病から全身に病気の種がばらまかれるのです。菌や毒素は全身を巡りますから、どこでどんな病気として芽を出すかわかりません。時限爆弾があちこちに仕掛けられたようなものです。

歯周病菌が動脈硬化を引き起こす仕組み

歯周病というのは、口の中に限定された病気ではなく、全身の健康に深くかかわるということがわかっていただけたと思います。

歯周病菌が発した毒素は体のあちこちに炎症を起こし、それがさまざまな病気へと進行することがあります。

炎症には、急性炎症と慢性炎症があります。転んでひざに擦り傷を負ったり、打撲をすると、その部分が熱をもって赤く腫れ上がり、痛みが出ます。

炎症部分では、血管が拡張して血流が増加します。免疫を司る血液細胞である白血球が傷ついた組織へ侵入し、局所的に神経を刺激する物質ができたりして、いったんは症状が進んだように見えます。

しかし、炎症は傷を修復するための過程でもあるので、次第に治まり、傷も癒えます。これが急性炎症です。つまり、急性炎症はドカンと強い症状が出ますが、それほど長引きません。

やっかいなのは慢性炎症で、ダラダラじわじわと続きます。強烈な痛みや腫れがなくても、知らないうちにダメージが進んでいきます。急性炎症が擦り傷や打ち身だとすると、慢性炎症はアトピー性皮膚炎のようないつまでも治らないしつこい炎症です。歯周病菌から出た毒素が体内を巡ると、血管や臓器に、そうした慢性炎症が起こるのです。慢性炎症を起こしても、すぐには自覚症状が出ません。しかし、炎症はいつまでも続き、ついには血管や臓器が悲鳴を上げて病気を発症するのです。

さまざまな難病の原因となっているのは、この慢性炎症なのです。

口の中で発生した細菌が血液の中に入り込んだ状態を「歯原性菌血症」と言います。まずは、この歯原性菌血症が血管を傷めて動脈硬化を引き起こすメカニズムをお話しします。動脈硬化は血管壁が硬くなり、高血圧や脳梗塞、心筋梗塞を引き起こす怖い血管症状です。

一、口の中で発生した歯周病菌そのものと、菌が産み出した毒素（エンドトキシン）が血液内に侵入します。そして、血管の内側の細胞（血管内皮細胞）に付着します。するとそこに炎症が起きます。

二、炎症によって血管が損傷しますので、修復するために細胞膜の材料となるＬＤＬコレステロール（誤解を生む呼び名なのですが、一般的には悪玉コレステロールと呼ばれています）が運ばれます。

三、血管内に歯周病菌という異物が入り込んだわけですから、免疫細胞がこれを排除しようと働き始めます。免疫細胞は、活性酸素という猛烈な殺菌作用をもった物質を出して菌を破壊します。活性酸素は、異物を排除するにはとても役に立つのですが、過剰に発生すると、自分の細胞をも酸化させてしまって、病気や老化の原因にもなります。

たくさんの歯周病菌が血管内に侵入すれば、それだけ免疫細胞は活発に働くようになり、活性酸素もたくさん発生させます。その過剰に発生した活性酸素が、悪さをすることもあるのです。

四、炎症部分にはたくさんのＬＤＬコレステロールが集まっています。免疫細胞が出した活性酸素やエンドトキシンがＬＤＬコレステロールを酸化させます。ＬＤＬコレステロール自体は悪いものではないのですが、この酸化したＬＤＬコレステロールが悪玉なのです。

五、そこへ集まってくるのが免疫細胞のひとつであるマクロファージです。マクロファージは体内の異物を食べて分解するという働きをしています。このマクロファージが酸化したＬＤＬコレステロールを食べますが、酸化したものは非常に毒性が強いので、それを分解できないまま死んでしまいます。

六、マクロファージの死骸が内皮細胞の内側にお粥のようにドロドロした形でたまります。これがアテローム性プラークと呼ばれるもので、アテローム性プラークが血管内のあちこちにできれば血管壁は厚くなり、弾力もなくなります。これが動脈硬化なのです。

七、さらにアテローム性プラークの一部が破れることがあります。そうすると、そこに血小板が集まってきます。血小板が集まると、そこにはいわゆるかさぶたができます。大きくなったかさぶたがはがれて血流に乗って流されます。

動脈硬化を起こした血管は弾力に乏しく、内部は狭くなっていますから、かさぶたが詰まりやすくなっていて、どこかで血管に栓をしてしまう。それが脳で起これば脳梗塞であり、心臓で起これば心筋梗塞となります。命にかかわる大変な病気を発症するわけです。

歯原性菌血症が動脈硬化を引き起こす

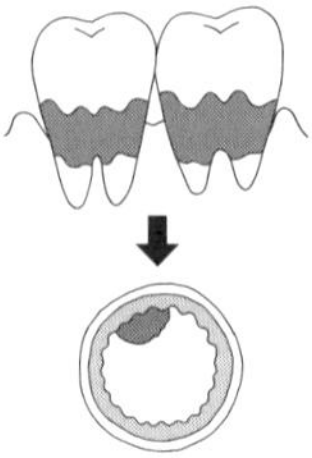

歯周病菌と菌が生んだ毒素（エンドトキシン）
が血管の中に入る

血管の内部に炎症が起きる

炎症で傷ついた血管を修復するためにLDLコレステロールが
運ばれてくる

免疫細胞が活性酸素を出して歯周病菌を破壊する

この活性酸素や毒素（エンドトキシン）が
炎症部分に集まっているLDLコレステロールを酸化させてしまう

そこに集まってきたマクロファージが酸化したLDLコレステロールを
食べるが、毒性が強いのでそのまま死んでしまう

その死骸が血管の内側におかゆのようなかたちでたまる。
これをアテローム性プラークという。これが血管のあちこちに
できると血管の壁は厚くなり弾力もなくなってしまう

動脈硬化となる

たかが歯周病だと思っていた方、考え直していただけたでしょうか。動脈硬化は血管の老化だから仕方ないと言われていますが、老化していくのを指をくわえて見ていなければならないものではありません。積極的に予防することができるのです。その鍵が口の中にあるということをわかっていただければと思います。

歯周病を予防し、治療することによって、血管の老化のスピードを抑えることができます。そして、それによって、脳梗塞や心筋梗塞といった重大な病気を予防することにもつながるのです。ひいてはそれが、健康寿命を延ばすことに直結するのは言うまでもありません。

歯周病と糖尿病のダブルスパイラル

歯周病が糖尿病や腎臓病と密接な関係があることもわかっています。

わが国の糖尿病患者の数は、予備軍を含めて約二千万人と言われていて、実に国民の五人に一人に迫る勢いです。なぜそんなことになったのか。食生活や運動不足といった生活習慣がよく問題にされますが、そればかりではなく、歯周病が深くかかわっていることも少しずつ知られてきました。これも、先ほどの慢性炎症が原因です。歯周病と糖尿病の関係についてのデータがあります。アメリカ・コロンビア大学での研究によると、

- 四本以上歯をなくしている
- 歯周ポケットの二六パーセント以上が五ミリ（中等度）を超えている

この条件に当てはまる人の七三パーセントが糖尿病と診断されていました。糖尿病予備軍（ＨｂＡ１ｃが五・七パーセント以上の人）まで対象を広げると、九二パーセントもの数値になりました。歯周病の人はほぼ糖尿病か糖尿病予備軍だと言ってもいいくらいの数字です。

糖尿病の患者さんはメタボリックシンドロームを発症しているケースが多くあります。メタボリックシンドロームの傾向のある人の血液を調べると、歯周病菌に対する免疫反応が起こっていることがわかりました。メタボリックシンドロームだから歯周病になりやすいのか、逆に歯周病の人がメタボリックシンドロームになりやすいのか、そこは明確にはなっていませんが、相互に関係があるとみるのが自然でしょう。

歯周病が原因だという流れで見ていくと、最初に起こるのは慢性炎症です。そうすると慢性炎症を抑えるためにサイトカインという生理活性物質が分泌されます。これがインスリンの働きを阻害します。そうすると血糖値が下がりにくくなり、やがて糖尿病を発症するリスクが高まります。

糖尿病にはさまざまな合併症があります。三大合併症と言われるのが、腎機能の低下による「糖尿病腎症」のほか、「糖尿病網膜症」（網膜の毛細血管に異常が起こり視力が低下、失明することもある）、「糖尿病神経障害」（知覚神経障害、運動障害、自律神経障害など）があります。いずれも健康寿命を保つ上では重大な脅威です。

糖尿病やメタボリックシンドロームと診断されたり、予備軍だと言われる人たちは、食事や運動など日々の生活を改善するとともに、口の中のケアも十分に行っていただきたいと思います。口の中を健康にして歯周病菌が少なくなれば、それだけ体内に吸収される毒素も減ります。それにともなって起こっていた慢性炎症も治まります。糖尿病の進行が止まったり、改善することも起きてきます。

糖尿病だけでなく生活習慣病を疑われている人は、薬ばかりに頼るのではなく、口の中のケアにも意識を向けていただければと思います。

歯周病が多くの病の元凶という予想外の事実

ほかにも歯周病が関係していると思われる病気はたくさんあります。たとえば、関節リウマチです。歯周病の原因となっているレッドコンプレックスのひとつ、ポルフィロモナス・ジンジバリス（Ｐｇ菌）が関節リウマチを引き起こす原因のひとつになっていることがわかっています。また、関節リウマチの患者さんは、そうでない人よりも歯周病のリスクが八・〇五倍も高く、患者さんに歯磨き指導と歯周病治療をしたところ、リウマチの症状が改善したという調査結果もあります。

「バージャー病」という手足の末端の血管が詰まって、炎症がおき、皮膚に痛みや潰瘍をおこし、最悪の場合は手足を切断しなければならない病気も、歯周病と深い関係があることがわかっています。

バージャー病にかかった患者さんは、中等度から重度の歯周病だったという報告があります。潰瘍がある部分の血管から採血したところ、血液から歯周病菌が検出されました。

また、国内のある地域の健康な六五歳以上の人たちへの調査では、二〇本以上歯のある人に比べて、一九本以下で義歯を使用していない人は、転倒リスクが平均して二・五倍も高いという結果が出ています。スウェーデンでの六二歳以上の住民の調査では、中等度以上の歯周病があると、大腿骨頚部や手の骨折のリスクが二・一倍高く、歯周病に加えて骨粗しょう症もあると、何と十二・二倍のリスク。

歯を失ったり、歯周病で歯がぐらつくと、顎の位置が不安定になって、全身の姿勢やバランスに悪影響を及ぼすのです。転倒による骨折は要介護状態になる大きな原因の一つですから、健康な歯は健康寿命の維持に直結するのです。

もうひとつ、がんと歯周病の関係も見逃せません。

がんは言わずと知れた、日本人の死因の第一位。長年、トップを独走している、だれもが怖がる病気です。がんにならないように食事に気をつけたり、サプリメントを飲んだり、運動をしている人はいるかと思いますが、口の中のケアも忘れてはいけません。

これまで、がんは発がん物質や紫外線、ウイルスによって、正常な細胞の遺伝子が傷つき、細胞ががん化することが原因だとされてきました。

ところが、最近になって新しい事実が明らかになりました。慢性炎症ががんの原因となっているのです。

以前から、たとえば潰瘍性大腸炎やクローン病といった腸の炎症が大腸がん、気管支炎が肺がん、肝炎が肝がんの原因になるといったことは言われていましたが、遺伝子レベルでも慢性炎症が、がんの原因を作っていることが明らかになったのです。

DNAの長さは一・八メートルもあります。これが小さな細胞の中の、もっと小さな核の中に入っています。どれだけ緻密に折りたたまないといけないのか想像もつきませんが、そのときに重要な役割を果たしているのがヒストンというタンパク質です。

折りたたまれているうちは遺伝子は働くことなく、それが解除されると初めて遺伝子の情報が読み出されてきます。慢性炎症は、このヒストンに影響を与えて、DNA折りたたみの作業がうまくいかなくなり、がん抑制遺伝子が働かなくなったり、がん発生遺伝子が発現しやすくなって、がんの発生を促進する可能性があるのです。

正常細胞ががん化するには慢性炎症が関係していて、慢性炎症は歯周病菌がかかわっています。つまり、がんの原因を突き詰めていくと、口の中の健康状態にたどり着く道筋もあるということです。がんにはさまざまな原因がありますが、歯周病も重大な関わりをもっています。がん予防には口の中のケアも大切。私は強く訴えたいと思います。

「高感度ＣＲＰ」で慢性炎症をチェックする

歯周病を放置しておくと、歯を失うばかりではなく、体の中に毒素が回り、あちこちに慢性炎症が起きます。これがさまざまな病気の原因になるのです。慢性炎症を起こさないことは健康で生きるためにはとても大切なことです。アメリカのマウスでの実験ですが、慢性炎症を防いだら、とても長生きしたという結果が出ました。もちろん、元気で長生きです。健康寿命が伸びたのです。

自分の体の中で慢性炎症は起こっているだろうか？　心配になってきた方もあるかもしれません。まず、歯周病の方は、「ある」と思ってください。そして、口の中をしっかりケアして生活習慣を改善して、歯周病を治しましょう。それがスタートラインです。

客観的に慢性炎症があるかどうか、あるならどの程度の炎症かを知りたいという方は、人間ドックや健康診断でわかります。血液を採取して「ＣＲＰ（Ｃ‐リアクティブ・プロテイン）」という数値をチェックするのです。ＣＲＰは血液中にあるタンパク質で、体の中で炎症が起こると濃度が高くなります。肺炎など体のどこかに急性炎症が起こると、CRPが急増し、通常の千倍もの濃度になります。急性の炎症の場合は、CRPは大きく上昇しますので、〇・一mg／dlくらいの濃度まで測定できれば十分でした。

ところが最近は、ここまで述べたようにわずかであってもずっと続いている慢性炎症が動脈硬化や糖尿病、がん、認知症など病気を作り出すことがわかってきて、もっと低い濃度までチェックする必要が出てきました。

これまでの方法では、慢性炎症はチェックできません。それを可能にしたのが「高感度CRP」です。わずかな濃度（〇・〇一mg／dl）のCRPも検出できるようになりました。NHKテレビ『ためしてガッテン』などでも取り上げられましたので、ご存じの方もいらっしゃると思います。この検査をすれば、慢性炎症の有無がかなりの確度でわかります。健康診断を受けるときには、高感度CRPが検査項目にあるか調べておくといいでしょう。

高感度CRPの検査ができるようになったおかげで、慢性疾患によって心臓疾患や大腸がんのリスクが高まるということもわかってきたのです。

歯周病を治療する前と後とでCRPを測定したらどうなるかという調査もあります。

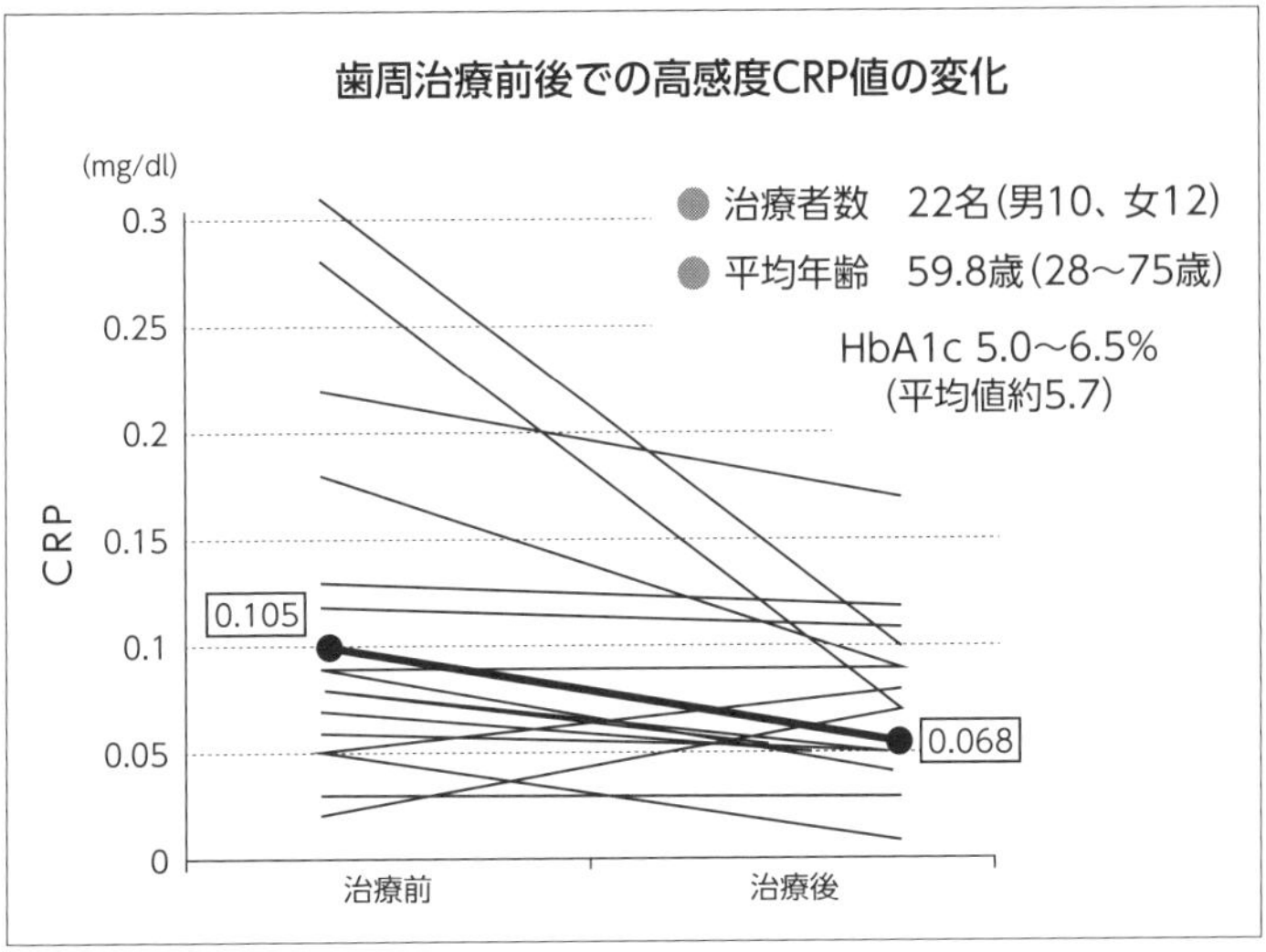

歯周病の治療をすると、確実にＣＲＰの数値が下がりました。これは、広島大学などが行った共同研究の結果です。重度の歯周病のある糖尿病患者に、抗菌剤を使った歯周病治療を行ったところ、糖尿病の目安であるＨｂＡ１ｃが改善しました。

それと同時に、高感度ＣＲＰの測定でも、その濃度が下がっていることがわかりました。つまり、全身的な炎症が軽減しているのです。とても注目するに値する結果です。それが糖尿病の改善にもつながったと考えられます。

私の医院でも歯周病の治療（第六章でお話する３ＤＳ療法）によってＣＲＰが改善したというデータを得ることができました。

まだ発病はしていないけれど、そのきざしがわずかに見えるという状態。中国医学では「未病」という言い方をしますが、そんなときこそ、病気から遠ざかるチャンスです。この状態を放置しておくと本当の病気に進行してしまいます。そうなると、対策はより難しくなります。最初は小さな不調でも中途半端な対処をしていると、じわじわと重い病気が襲いかかってきます。ドミノ倒しのようなもので、最初の一枚が倒れないうちに対処しないといけません。

その最初の一枚に当たるのが口の中なのです。口の中に不調が現われたときに、全身の健康を意識することで、ドミノが次々と倒れてしまって、手が負えなくなってしまうのを防ぐことができます。

ぜひ、口の中を軽視することなく、口の中こそ健康に生きるための最重要ポイントだということを自覚してください。

いかに口の中が大切かということがわかっていただけたと思います。その上で、寿命が延びた現代人がもっとも恐れる病気のひとつ「認知症」と、ストレス社会の中でまん延している「うつ病」について、歯科という立場でお話をしていきます。

第二章

脳の老化の原因も口の中にあった

食べたことすら忘れたら！

認知症は年々増加の一途をたどっています。認知症には「アルツハイマー病」「レビー小体型認知症」「脳血管性認知症」などがあり、その原因・背景も様々です。

二〇一二年の時点で認知症患者は約四六二万人。物忘れが進んだ状態である「軽度認知障害（ＭＣＩ）」に該当する六五歳以上の高齢者は四百万人もいます。いわゆる認知症予備軍とも言える人たちです。これから高齢者は増加の一途ですから、認知症の患者さんも増え続けるでしょう。個人として、また社会としてどうすればいいのか。暗澹たる気持ちになるのは私ばかりではないと思います。

認知症とはどういう病気なのか？　症状から見ていきましょう。認知症の半分以上はアルツハイマー病なので、ここでお話しする認知症はおおむねアルツハイマー症のことだと理解してください。

ある年齢になると物忘れは多くなります。名前が出てこない。よくあると思います。昨日、何をやったか思い出せない。そういうこともあるはずです。年を取ればある程度の物忘れは仕方ありません。しかし、認知症だと困ります。加齢による物忘れと、認知症の違いは、たとえば次のようなところにあります。

「昨日の晩ご飯、何食べたっけ？」

これならまだ物忘れの範疇《はんちゅう》です。ところが、さっきご飯を食べたのに、食べたことそのものを忘れてしまったら、これは認知症の疑いが強くなります。

おじいちゃんに買い物を頼むとします。スーパーから「あれっ、何を買うんだっけ？」と電話がかかってきたとしますます。微妙なところですが、これくらいなら、高齢になっての物忘れだろうと、様子を見ましょう。

しかし、買い物を頼まれて外へ出たはいいけれども、しばらく歩いているうちに、何のために外出したかわからなくなったら、これはかなり危険です。

食事したことを忘れたり、何のために外出したかわからなくなったりするほかに、認知症にはさまざまな初期症状があります。

- 外出して帰り道がわからなくなる
- 同じことを何度も繰り返して言う
- 感情の起伏が激しくなる

• 約束を忘れる
• 買い物のとき支払いの計算ができなくなる
• 周囲の会話についていけない
• 人付き合いをしなくなる

そういう症状があれば要注意だと考えてください。

物忘れの場合は、自分の体験の一部を忘れることが多くて、「こうだったんじゃないの」と助け船を出すと「そうだ、そうだ」と思い出します。時系列的な流れはきちんと把握しているので、物忘れをしても日常生活に大きな支障が出るわけではありません。

ところが、認知症の場合は、あるときからあるときまで丸ごと記憶がなくなってしまいます。いくら「あのときはこうだったよ」と言っても、まるで思い出しません。ご飯も、食べたことが丸ごと記憶から消えていますから、「トンカツをおいしいって食べたでしょ」と説明しても、「食べてない」と言い張ります。お腹だって空いているんだかいっぱいなんだかわからない。新しいことが記憶に残りません。時間の認識も混乱していて、まるで若いころのようにふるまったりします。今、自分がどこにいるかもわからなくなってしまいます。進行すると日常生活がうまく営めなくなります。

このままだと、そういう人がどんどん増えてきます。まわりも振り回され、疲れ切ってしまいます。

さてどうすればいいのか。私は歯科医として、口の中の健康と認知症にも深い関係があるとにらんでいます。口の中のケアによって認知症を予防したり、進行を遅らせることができるのではないか、その可能性をお話ししたいと思います。

認知症の脳には「しみ」がいっぱい！

何が認知症の原因なのか。そこから見ていきましょう。

アルツハイマー病は、脳が萎縮する病気です。萎縮は「海馬」と呼ばれている部位から始まります。

大脳は場所によって、前頭葉、頭頂葉、後頭葉、側頭葉、辺縁葉に分けられます。海馬は側頭葉の奥に左右一対あります。ギリシャ神話に出てくるポセイドンがまたがる架空の動物・海馬の尻尾に形が似ていることから名付けられました。

海馬には記憶や学習にかかわるとても重要な働きがあることがわかっています。そ

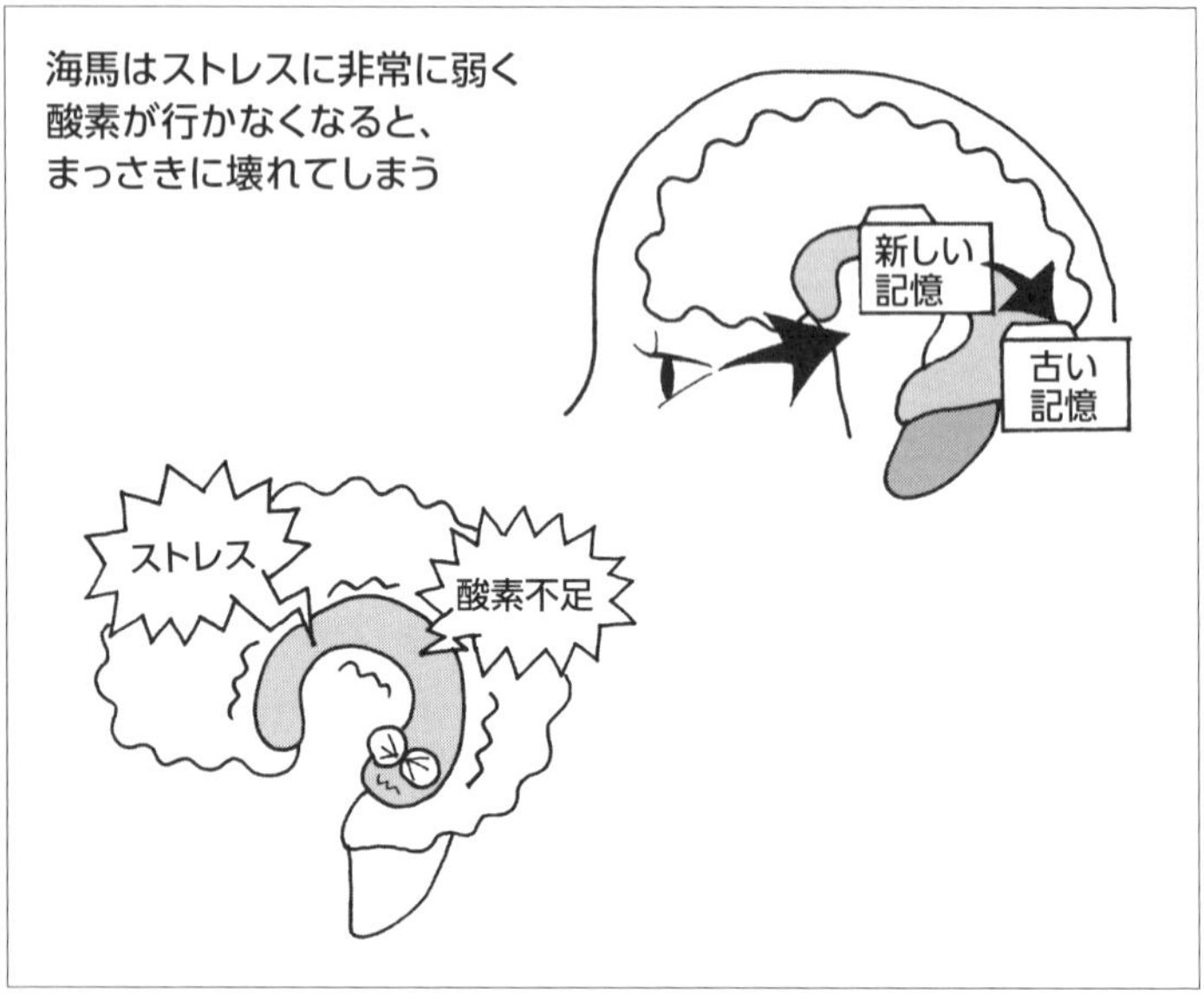

のことがわかったのは六〇年以上も前の話で、あるてんかんの患者さんの治療で、両側の海馬を手術で取ってしまったところ、それ以降、その患者さんは新しい情報や体験を記憶できなくなったそうです。

そんなことがあって、日常的な出来事やさまざまな情報は、海馬に記憶され、整理整頓されて大脳皮質に保存されることがわかってきました。新しい記憶は海馬に、古い記憶は大脳皮質に入るのです。

海馬は記憶に関わるとても重要な働きをしています。しかし、非常にストレスに弱いところでもあります。脳に酸素が行かなくなったときには、海馬がまっさきに壊れてしまうと言われています。強い恐怖や不安があっても海馬は大きなダメージを受けます。

認知症の症状を見ると、十年前に行った旅行のことは覚えていても、さっき話したことは忘れてしまっていることがよくあります。つまり、古い記憶は残っていても新しい記憶は残らない。これだけを見ても、海馬に問題があることがよくわかります。

では、どうして脳が萎縮するのでしょうか?

有力な説は、ある種のタンパク質が脳に沈着することです。タンパク質にも二種類あって、ひとつがよく知られている「アミロイドβ」です。若いころは、アミロイドβが作られても、すぐに分解・排出されます。しかし、五〇歳を過ぎる頃から分解し切れなくなり、脳神経に蓄積していきます。認知症の患者さんの脳には、アミロイドβが原因だと思われる老人班という「しみ」がたくさん見られます。このアミロイドβの蓄積が、脳の萎縮、機能の低下をもたらすとされています。

もうひとつが「リン酸化タウタンパク」です。これが脳神経細胞の内側に糸くずのようにたまり、神経細胞を破壊します。神経細胞が死滅すれば認知機能に障害が出て、認知症を発症します。

原因がわかれば、それを取り除けば認知症は良くなるはずです。そういう意図で薬も開発されました。アミロイドβの産生に関係している酵素を働けなくすることで、理論上は認知症は良くなるはずでしたが、現段階では全ての方が認知機能がはっきりと改善するとは言えない状況です。

今のところ、早期に発見して、すぐに治療を始め、少しでも進行を遅らせることしかできないというのが現実です。

しかし病気は症状が出てしまってからの治療では大変な労力がかかります。つまりは、症状が出る前に予防することが大切です。その予防を口の中から始めませんかというのが、私の提案です。

しっかりと噛む人はボケにくい

歯周病と認知症の関係を順番にみていきます。

歯周病が進むと歯がグラグラしてきてやがては抜けてしまいます。歯がなくなると、十分に咀嚼ができなくなります。食べ物をよく噛まずに飲み込むようにしたり、噛まなくていいようなやわらかいものばかりを食べるようになります。

咀嚼と脳の血流の関係はとても深いことがわかっています。

歯とそれを支える歯槽骨は直接結合しているわけではなく、その間には歯根膜というクッションのような膜があります。ものを噛むと、歯をとおして歯根膜に圧力がかかります。その圧力によって歯根膜のところにある血管が押され、脳に向かって血液が押し流されます。

ほんのわずかな量ですが、噛む回数が多ければ、かなりの量の血液が脳に流れ込むことになります。

歯が抜けて本数が少なくなれば、それだけ歯根膜への圧力は少なくなり、脳への血流は減ります。血流が減れば、それだけ脳神経細胞も元気をなくします。アミロイドβを分解しようにもパワー不足でできないということにもなりかねません。

名古屋大学大学院の調査によると、認知症と診断された高齢者は、健康な高齢者と比べて、残っている歯の本数が平均して三分の一しかなかったそうです。そして、認知症の人は、健康な人より、二〇年も早く歯を失っていました。認知症の人でも、残っている歯の本数が少ないほど、脳の萎縮度は高いということもわかっています。

歯の有無と認知症とは関係があることを示唆する調査だと思います。

私は前々から、患者さんにはしっかりと噛むことが重要だというお話をしています。歯がなくなって咀嚼が難しいなら、きちんと合った入れ歯を作って噛めるようにする必要があります。

現代人は、歯がきちんとそろっているにもかかわらず、噛まなくなっています。加工度の高い食品を多くとるようになったからではないかと思います。加工した食品はやわらかくてたくさん噛む必要がありませんから。

噛まないから脳の血流が悪くなり、若いうちから体調の不良に見舞われるということも考えられます。噛まない習慣が広がっている現代人は、もっと早くからたくさんの人が認知症になる危険性もあるといえるでしょう。

ひと口三〇回の咀嚼を意識してやってみてはどうでしょうか。これはアメリカ・アンチエイジング医学会でもよく言われています。

最初のうちは三〇回も噛むのはまどろっこしいかもしれませんが、続けていればだんだんと慣れますので是非トライしてみてください。

よく噛むことで唾液の分泌も盛んになります。唾液がたくさん出れば、虫歯や歯周病も予防しやすくなります。唾液には殺菌作用がありますので、口の中で悪玉菌が繁殖しにくくなります。口の中の細菌バランスが良くなるはずです。よく噛むことはいいことずくめです。

唾液には健康を維持するためのさまざまな作用が

唾液の話が出ましたので、少し唾液の効用についてお話しします。唾液は噛むことでどんどん分泌されます。主に耳下腺、顎下腺、舌下腺から、一日五百ccから千五百ccもの量が分泌されます。

唾液の作用ですが、まずは消化作用があります。唾液に含まれているアミラーゼという酵素が、でんぷんやグリコーゲンといった多糖類（糖が長くつながった炭水化物）を消化し始めます。

また唾液にはリゾチームやペルオキシダーゼといった殺菌・抗菌作用のある酵素が含まれており、口の中で細菌が繁殖するのを抑えます。口の中にはたくさんの細菌が侵入しますが、それに対抗する免疫抗体の「免疫グロブリンA」も唾液中に分泌されます。ケガをすると「唾をつけておけ！」と言われたことのある方もいるかと思います。昔の人は、唾液に殺菌作用があることを体験的に知っていたのでしょう。

また唾液中の「ムチン」という物質は口の中の粘膜が傷つかないように守ったり、病原菌の侵入を防いだりする保護作用があります。

ドライマウスという唾液が出なくなる病気があります。私の医院にもドライマウスの患者さんがお越しになりますが、不快な症状が出ている方が多くいらっしゃいます。食べ物がうまく飲み込めない。口臭がひどい。虫歯や歯周病になりやすい。胃腸に負担がかかる。口内炎ができやすい。感染症にもかかりやすい。このようなさまざまな弊害が出ます。ひどくなると、舌がひび割れたり、味がわからなくなる人もいます。

唾液が出るのは当たり前だと思っていますが、出なくなってはじめて、そのありがたみを知るのです。

唾液には、食事などの刺激によって分泌される「刺激時唾液」と、ふだんから少しずつ出ている「安静時唾液」があります。安静時唾液は、耳下腺から二五パーセント、顎下腺から六〇パーセント、舌下腺から七〜八パーセント、残り七〜八パーセントが小唾液腺から分泌されています。ドライマウスを予防するには、安静時唾液腺の分泌

三大唾液腺

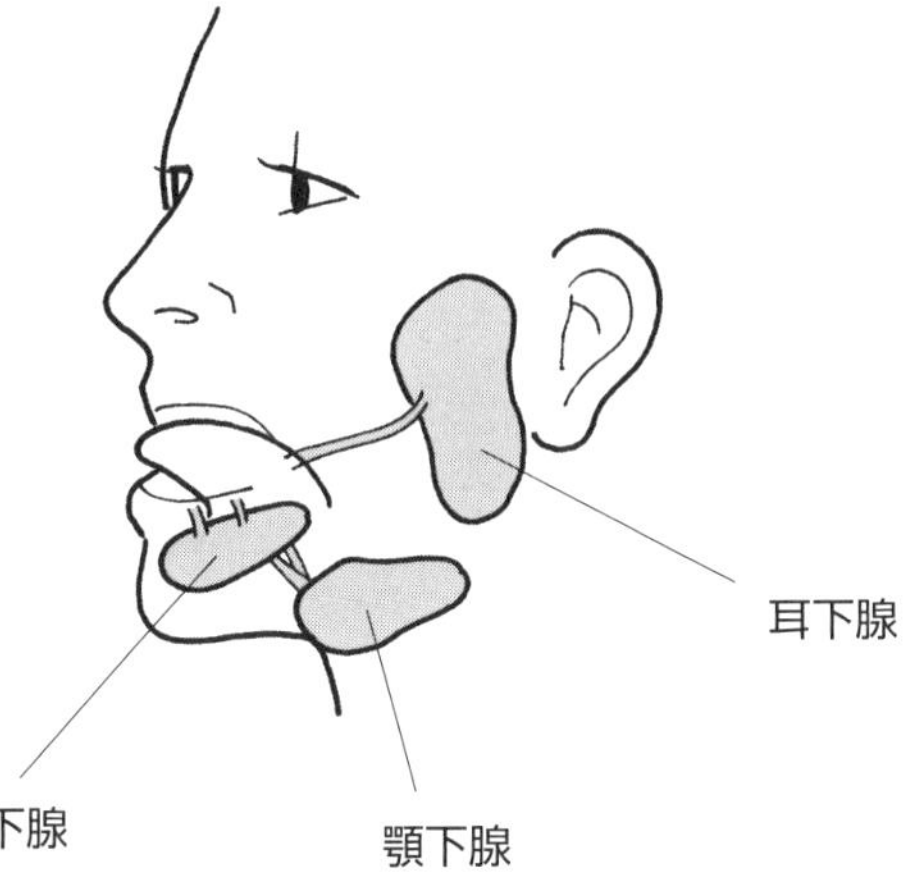

を活発にすることが重要です。その中心である顎下腺を軽くマッサージするといいでしょう。顎下腺は、顎の骨の内側の柔らかい部分です。顎の「エラ」のあたりから前方に、顎の骨の内側をやさしく押してみてください。

ほかにも、食事のときの三〇回の咀嚼や、ガム（砂糖を含まないものが良い）を噛んだり、舌を動かすようにすると唾液は出やすくなります。ストレスが原因となることも多いので、自分なりのストレス対策を講じておくことも大切です。

唾液がきちんと分泌されるようにしておくのも口の中のケアのひとつです。

認知症は脳の「炎症」である

噛むことが脳の血流を増やし、脳神経に刺激を与えて認知症を予防し、進行を遅らせることに役立っていることが、おわかりいただけたと思います。できるだけ自分の歯を残すように努力してください。もし抜けてしまったら、速やかに入れ歯を作り、食べ物がしっかりと噛める状態にしてください。

さて、もうひとつ、歯周病の大きな問題があります。歯周病菌や歯周病菌から放出される毒素が口内から吸収され血液に入って全身を回ることで、さまざまなトラブルが生じます。前章では、その影響で血管に動脈硬化が起こり脳梗塞や心筋梗塞などの深刻な病気につながること、そして糖尿病、関節リウマチやがんにも歯周病は深くかかわっているというお話をしました。

その出発点になっているのが「慢性炎症」でした。炎症というのは体の外から入ってきたり体内で生まれた害のあるものへの防御反応です。

体は、自分の細胞を破壊してでも悪いものを取り除こうとします。

「肉を切らせて骨を断つ」

生命の危機から逃れようとする戦術です。

歯周病によって起こる炎症は、歯周病の病巣から全身に広がった歯周病菌や毒素を排出するために起こる反応です。炎症が起こると、さまざまな「生理活性物質」が発生します。タンパク質や活性酸素だったりしますが、これらが炎症を起こしている部位だけではなく、全身的に広がって細胞を劣化させ、老化や病気の原因となるのです。

認知症は脳の「炎症」だと言われています。炎症の病巣には、免疫細胞が集まってきます。慢性炎症の場合、これが長く続くのです。リンパ球やマクロファージという免疫細胞が修復のために働くわけですが、同時にそれらは炎症をも起こすので炎症細胞とも呼ばれます。これらの細胞が活発に働いている場所では炎症が起こっていると考えられます。

認知症を患っている患者さんの脳では、炎症細胞が活性化していることがわかっています。炎症を促進させる物質もたくさん検出されます。つまり、認知症の方の脳では慢性の炎症が起こっていて、それが認知症の原因と言われているタンパク質・アミロイドβを増やしているのです。アミロイドβによってさらなる炎症が起こることも実証されており、いつまでもだらだらと炎症が続くことで、脳の機能はどんどん低下していきます。

動脈硬化や糖尿病ばかりではなく、認知症も慢性炎症が深くかかわっていて、そのもとをたどると歯周病が重大なポジションにいることが推測されるのです。

『TIME』誌で紹介された「秘密の殺し屋」とは誰か

慢性炎症の怖さについては、日本ではこれまであまり重視されてきませんでした。しかし、医療の先進国であるアメリカでは一五年も前に慢性炎症の怖さが大きな話題になったのをご存知でしょうか。

アメリカでは、『TIME』という有名な雑誌が、二〇〇四年二月二三日号で「THE SECRET KILLER」(秘密の殺人者)という特集を組みました。表紙にはこの文字が大きく躍り、副題には「炎症と心臓発作、がん、アルツハイマーやその他多くの病気との驚くべき関係。あなたはそれにどう立ち向かうか」とありました。

ここで言う炎症というのは、小さな炎症です。つまり慢性炎症のことです。『TIME』は、アメリカ社会にとって影響の大きい人物や事柄を掲載するオピニオンリーダー的な雑誌です。その雑誌が慢性炎症の特集を組んだということは、アメリカの医学、歯学の世界では、一五年前にすでに「これを何とかしないといけない」という問題意識があったということです。

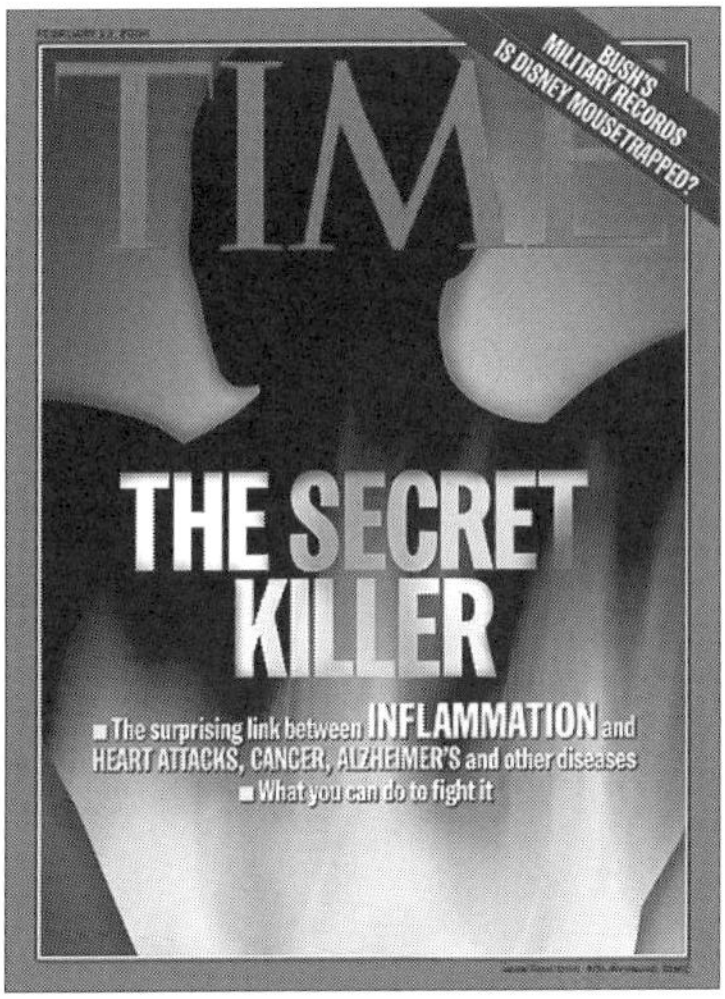

「TIME」の表紙（2004年2月23日号）

アメリカでは医科と歯科の連携が非常に密になっていて、口の中の健康が全身に影響を及ぼすと考えている医師、歯科医は増えています。日本では、まだまだ医科と歯科のつながりは十分とは言えません。歯科医仲間ですら、そこまで考えている人はまだ十分に多いとは言えない状態です。口の中がいかに大切かという認識をもっと広げていかないと、生活習慣病や認知症はますます増えていくと思われ、気がかりです。

私は二〇一五年一二月にラスベガスで開催されたアメリカ・アンチエイジング医学会に参加しましたが、そこでも多くの発表者が、改めて『TIME』で特集された慢性炎症について取り上げていました。彼らは口をそろえて「心血管疾患の主要な、中心的な原因」として歯周病を指摘していました。アメリカでは心疾患がとても多いので、それを何とかしようという動きがとても盛んなのです。

それに比べて日本ではどうかというと、歯周病が全身の病気に関与していると考えている医科のドクターは少数派です。こういう情報は、私たち歯科医から発信していかないといけないだろうと思っています。

天皇陛下の執刀医も警告する「口は災いの元」

それでも超一流の医師は歯周病の怖さに気づいてくださっています。順天堂大学の天野篤教授です。天野教授は二〇一二年に当時の天皇陛下（現上皇陛下）の冠動脈バイパス手術を執刀されました。まさに日本では右に出る者のいない心臓外科医です。

心臓に持病があった父親を元気にしたい一心で心臓外科医を志したとのこと。常識の中に納まりきらないスケールの大きさがある方だと思います。二〇一六年からは順天堂大学附属順天堂医院の院長も務めておられます。

「第一六回日本抗加齢医学会総会」（二〇一六年六月開催）では招待講演をされ、このときに私も天野先生のお話を直接うかがうことができました。

その天野先生が週刊新潮の連載「『佳《よ》く生きる』ための処方箋」の第五回（二〇一六年六月九日号）で、「口は災いの元」というエッセイを書かれています。その中に、こんな一文があります。

「厄介なことに口腔内の細菌は血液中に入り込みやすい傾向があるようです。（中略）こういった事態を防ごうと、心臓やがんの手術、抗がん剤による化学療法の前に、歯科医師のもとで口腔内をきれいにする『周術期口腔ケア』が行われています」

「また最近、注目されているのが『慢性炎症』です。たとえば歯周病で歯茎に炎症があると（中略）その免疫の連鎖反応が血管内に飛び火します。その結果、起こるのが動脈硬化の悪化。（中略）実際、歯周病の人は心筋梗塞になるリスクが高いという報告もあるほどです」

「まさにそのとおり！」と、私はうれしくなりました。常識の枠から出られない医師だと、こんなことは書けません。

「口腔内の細菌は血管内に侵入しやすいこと」は医学の教科書には書かれていません。教科書に書かれていることがすべてだと信じている医科のドクターなら、いくら私たち歯科医が口の中が大切だ、歯周病は万病のもとだと大声で叫んでも、耳を貸してくれません。天野先生は教科書の記述よりも、自分が臨床で積み重ねてきた経験と感覚から、教科書に書かれていないことに気づいたのです。

「七二〇〇例以上の心臓手術をしてきた外科医の実感であり発見」

これは教科書以上に説得力があるのではないでしょうか。

天野先生のエッセイはこんなふうに結ばれていました。

「まさに口は病の元。下手をすると命取りになりますから、くれぐれもご用心を」

私がこのエッセイにどれだけの勇気をもらったか、おわかりになるでしょうか。

「患者を救うためにはできることはすべてやる。絶対に妥協はしない」

私たち歯科医にもできることはたくさんあるはずです。先生のこの言葉を励みに絶対に妥協せずに、慢性炎症がいかに危険か、歯周病を予防することこそ、慢性炎症を抑えて健康で長生きする重大な鍵だということを伝えていきたいと思います。

認知症の大きな原因のひとつが慢性炎症です。そしてその発生原因のひとつには歯周病があります。認知症予防も口の中の健康からです。

歯周病が認知症の進行を早める

歯周病と認知症の関係について本格的に研究され始めたのは、ここ十年というところだと思います。大きな話題になったのは二〇一三年でした。海外の研究でしたが、認知症（アルツハイマー症）で亡くなった患者さんの脳を調べたところ、歯周病菌であるPg菌（ポルフィロモナス・ジンジバリス）が見つかりました。

Pg菌は第一章でも触れましたが、歯周病にもっとも悪影響を与える、いわゆる「レッドコンプレックス」と言われる三種類の菌のうちでも、いわば親分格の菌です。この調査では、アルツハイマー病の患者さん十人のうち四人の脳にPg菌が発見されました。それに対し、認知症ではない十人の脳からはまったく検出されなかったのです。

この報告などから、歯周病と認知症の関係について関心が集まるようになり、マウスの実験など、あちこちで研究されるようになりました。

人工的にアルツハイマー病に罹患させたマウスを二グループに分けて、一方だけを歯周病菌に感染させるとどうなるか。これは歯周病がアルツハイマー病を悪化させるかどうかを調べようとしたものです。

四カ月後にマウスの脳を調べました。

両グループともに、記憶に関係する海馬にアミロイドβが増えていましたが、歯周病菌に感染させたマウスのグループのほうが老人斑の面積が約二・五倍、毒素の量が約一・五倍多くなっていました。

この研究のリーダーの名古屋市立大学・道川誠教授は、

「歯周病治療で、認知症の進行を遅らせられる可能性が出てきた」

そんなうれしいコメントを出しています。

ヒトでも歯周病と認知症の進行のスピードに関する調査が行われました。

軽度から中等度のアルツハイマー病の患者さん六〇名が対象です。みなさん、七〇代後半の高齢者です。歯周病の状態と認知機能の低下のスピードとの関係を調べてみたのです。その結果は、マウスの実験と一致しました。

調査開始時の認知機能の程度にかかわらず、歯周病の病状が重いほど六カ月後の認知機能の低下速度が速かったのです。

もし認知症になったとしても、歯周病を治療すれば認知機能の低下のスピードを緩められる可能性があります。逆に、歯周病を放置しておくと、認知機能のスピードが速くなって、急速に自立した生活ができなくなるまでに症状が悪化することも考えられるのです。

五〇代後半から六〇代前半にかけて、歯周病のある人の割合は八割を超えています。このあたりから全身に慢性の炎症が起こります。脳でも小さな炎症が始まり、それが継続します。炎症が起こると脳にアミロイドβが蓄積し始め、それが一五年ほど続くとアルツハイマー病を発症すると言われています。

アルツハイマー病の罹患率が増加するのが七〇代ですから、五〇代で歯周病になった人が七〇代で発病するというシナリオは的を射ているのではないでしょうか。

認知症にはなっていないけれども歯周病があるという方。一〇年から一五年後には発症する危険性があると思って、今のうちに歯周病を解決しておきましょう。転ばぬ先の杖です。なってしまってから後悔しても遅いのです。

歯周病菌は海馬の「天敵」

こんな研究もあります。

歯周病菌が作る酪酸という物質に注目した実験です。酪酸は炭水化物や乳酸が発酵してできる物質でバターなどに含まれています。歯周病の患者さんだと、歯周ポケットで多く見つかります（健康な人の一〇倍から二〇倍）。酪酸も、ほかの毒素と同じように血液内に入り込んでいると考えられます。酪酸は口臭のもとにもなっています。

研究チームは、酪酸を健康なマウスの歯肉に注射しました。歯周病によって酪酸が発生し、それが歯肉から吸収された状態を作ったのです。

すると脳内でたくさんの活性酸素が発生しました。これを酸化ストレスと言いますが、過剰な活性酸素は細胞や遺伝子を傷つけ、さまざまな病気の原因を作ります。

特に海馬のダメージが大きかったようです。海馬は新しい記憶がファイルされる場所ですから、海馬の機能が低下すると、さっきご飯を食べたのに食べたことを忘れてしまうということも起こってくるのです。まさに、認知症の鍵を握る部位です。

歯周病菌が作り出す酪酸によって海馬がダメージを受け、認知機能が低下するのではないかというのは十分に考えられることです。

また、酪酸を注射したマウスは、アミロイドβとともに認知症の原因になっているのではないかと言われているタウというタンパク質も過剰に増えることもわかりました。このタウタンパク質はＰｇ菌と触れると断片化することがわかっています。断片化したタウタンパク質は神経細胞内に集まって蓄積し、神経細胞を破壊します。そうなれば、当然、認知機能は低下します。

いずれも歯周病菌と認知症の関係を示唆する結果となったのです。

Ｐｇ菌は「ジンジパイン」という物質を作り出します。ジンジパインはＰｇ菌にとっては生き延びるために重要な酵素ですが、タンパク質を分解する働きがあって、私たちの細胞には悪影響を与えます。Ｐｇ菌によって歯周病が進行するのも、この物質のタンパク質を分解する作用が大きく関与しています。

マウスにジンジパインを投与しました。すると、マウスの海馬の神経細胞が破壊されました。ジンジパインは認知症にも大きな影響を及ぼしていそうです。

次に、別のマウスにジンジパインと一緒にこの物質の働きを抑える分子（阻害剤）

も投与したところ、海馬の状態は正常に保たれました。

さらに、一定期間マウスにＰｇ菌を口から摂取させる実験も行いました。しばらく摂取した後では、マウスの脳にＰｇ菌が入り込み、さらにアミロイドβが増えていることが確認されました。しかしその後、阻害剤を定期的に摂取したマウスでは、脳のＰｇ菌が減り、蓄積したアミロイドβも少なくなっていることがわかりました。

この実験によって、薬剤で認知症を改善させる可能性も示されましたが、同時に、歯周病の原因となっているＰｇ菌が血管内に入り込み、Ｐｇ菌が産生する物質と一緒になって海馬にダメージを与えているということもわかりました。

酪酸とジンジパインが海馬に悪影響を与えているという結果が出されていますが、ほかにも歯周病菌はまだ私たちが突き止めていないさまざまな物質を作り出しているはずです。

もちろん、悪さをする物質を特定して、それが働かないような薬を作って投与することも大切ですが、それ以前に、歯周病が認知症に大きくかかわっていることを、たくさんの医療関係者や一般の皆さんに知っていただいて、歯周病にならないように予防をする、歯周病になったら早急に治療することを徹底しないといけません。

口の健康が認知症予防のカギになる

この章の最初にお話ししましたが、二〇一二年の時点で認知症患者が四六二万人もいます。これから高齢者がますます増えていきます。このままでは認知症患者はうなぎ上りに増えていくでしょう。三人に一人、四人に一人が認知症の社会になってもおかしくありません。本人も大変ですが、介護する人にはもっと負担がかかります。夢や希望など誰ももてません。日々、介護に疲れて、生きているのがやっとということになったらどうでしょうか。

これ以上認知症が増えるのを何とかしないと、日本という国が危なくなります。

本来、長生きすることはおめでたいことのはずです。百歳まで生きれば、みんなでお祝いしたいではないですか。なのに、今の状態が続けば、長生きを恨まないといけなくなります。そんな社会にしてしまっていいのでしょうか。

健康寿命のお話をしましたが、自分できちんと生活できて、楽しく暮らせる齢の取り方が大切です。

そのためにはどうしたらいいか。

さまざまな方法がありますが、ここまでお話ししたように、歯周病と認知症は深い関係があります。まずは、認知症のリスクを減らすために、歯周病を予防し、なっている人は治療をすることを、私は歯科医として提案します。

そのためにも、歯科での定期的なチェックをおすすめします。歯が痛くなければ歯科へは行かないようでは歯周病の予防はできません。定期的に歯科を受診し、歯石を取ってもらったり、口の中のケアについてアドバイスをもらってください。

こんな調査結果もあります。

六五歳以上の日本人四四二五人を四年間追跡したものです。かかりつけの歯科医院のない人は、定期検診を受けている人と比べて、平均して一・四四倍認知症になりやすかったそうです。

アメリカの八〇歳前後の高齢者を一八年間追跡した大規模な研究があります。それによると、過去一年間に二回以上歯科受診をしている男性は、受診していない人と比べて一・八九倍認知症になりにくかったそうです。

いくつになっても活力に満ちた人生を過ごしたいという方もいるでしょう。あるいは家族や親しい人たちと穏やかに、楽しく老後を迎えたいというご希望のかたもおられると思います。しかし、寝たきりになったり、認知症で徘徊するようになったりしては、どちらの願いもはかなく消えてしまいます。

そこから遠ざかるためには、今よりも少しだけでもお口の中に注意を払っていただきたいのです。

「では、具体的にどうしていったらいいのか」

ここまでお読みいただいたあなたは、そこに関心をもたれていると思います。ここからは口の中の状態と機能を確認する方法や、良い状態に保つためには何をしたらいいのか、あるいは何を避けたほうがいいのかなどをお話ししていきたいと思います。

第三章

口腔・腸・脳の健康トライアングル

腸は消化吸収だけではなく、複雑で高度な働きをしている

人間の体は臓器が集まってできたものですが、それぞれの臓器はネットワークとしてつながっているということがわかってきました。

最近、盛んに言われ始めたのが「脳腸相関」です。脳と腸が密接な関係をもっていると言うのです。

脳というとコンピュータのように精密で高度な仕事をしているというイメージです。それに対して、腸は栄養分を吸収して不要なものは大便として排泄する、とても泥臭い感じがします。昔は、頭脳労働をする人をホワイトカラーとして敬い、肉体労働をする人をブルーカラーとちょっと見下したような言い方をしていましたが、脳と腸の間にも、臓器としての格の違いを何となく感じていたのではないでしょうか。

しかし、腸の研究が進んで、腸は単に食物を消化しているだけではない、非常に複雑で高度な働きをしていることが明らかになってきました。

その最も重要な役割のひとつが免疫です。腸管免疫という言い方をしていますが、

体内の免疫細胞のうちの六〜七割が腸にあることがわかったのです。

腸内には食べ物と一緒に病原菌やウイルスなども入ってきます。それも、口の中から始まって腸にいたるまでには、病原菌やウイルスを撃退するための防衛機能があるわけですが、それをかいくぐってきたツワモノです。ちょっとやそっとでは撃退できません。そんな強敵が栄養素と一緒に腸壁から大量に吸収されては大変なことになります。

そうならないように、腸に免疫細胞が集結しているのです。そして、安全な食品と危険な病原菌、ウイルスとを見分けて、安全な食品なら免疫を抑制して腸内から吸収し、危険なものは排除します。こうした巧妙な免疫作用が腸内では繰り広げられているのです。

さらに、腸内には免疫細胞を強化する機能も備わっています。二〇歳くらいまでは免疫細胞は胸のちょうど真ん中にある胸腺という臓器で鍛えられますが、成年以降には、その役割の中心が腸管に移ります。

パイエル板という器官が重要な役を果たすのです。パイエル板の内部には免疫細胞が密集しています。そこに、腸内に入り込んだ食べ物、病原菌、ウイルスなどを取り込んで、「これは味方」「これは敵」というふうに教育します。ここで敵か味方かを学習した免疫細胞は、全身に出撃して、私たちの体の中に入った病原菌やウイルスなど異物を撃退してくれるのです。

私たちの体が健康であるためにはなくてはならない免疫。その中枢が腸の中にあるのです。腸は栄養を吸収するだけの単純な臓器だという見方はできなくなりました。まさに、腸は私たちの命を支える土台とも言えるのです。

腸の具合が悪くなると、免疫力が低下して病気になりやすい体になってしまいます。腸を大切にすることが健康を維持するカギとなるのです。

腸が中枢を、免疫を支配している!

腸内で非常に精巧な働きが繰り広げられているのは、膨大な数の腸内細菌によるところが大きいとされています。千種類、百兆から一千兆個、重さにして一・五キロ。腸内細菌を数字で表すとこうなります。私たちの細胞の数はかつては六〇兆個と言われていましたが、最近は三七兆個という説も出ています。いずれにしても、私たちを作っている細胞の数よりも腸内細菌のほうがはるかに多いわけです。

腸内細菌は私たちの遺伝子とは違う遺伝子をもっています。と言うことは別人が同居しているわけです。

「無断で住むとはけしからん」

文句を言って彼らを追い出したとします。私たちはたちまち病気になって死んでしまうでしょう。私たちは頭のてっぺんからつま先まで「自分の体」だと思っているけれども、実際には、細胞の数よりもはるかに多く同居人がいて、その同居人が私たちの健康を支えてくれているのです。そんな事実を知ると、体や命に対する考え方が変わってくるのではないでしょうか。人体の謎がわかればわかるほど、私たちが生きているのはなんて神秘的なことなのだと感動してしまいます。

近年、腸内細菌の研究が進んで、驚くべき事実が判明してきました。これまでは脳が全身の司令塔で、すべての臓器をコントロールしていると考えられてきました。ところが、腸は脳にコントロールされるばかりではなく、逆に脳をコントロールしていることが確認できたのです。それも腸内細菌が重要な働きをしているのです。

腸には大脳に匹敵するほどの神経細胞が存在していて、独自のネットワークやエネルギー処理能力をもっています。そのため、腸のことを「第二の脳」と呼ぶ人も増えてきています。

腸が脳をコントロールしているという面でもっと興味深いのは、いわゆる神経伝達物質が腸で作られているのがわかったことです。正確にはその前駆体（ある物質が生成される前段階）ですが、もともとは脳で作られると考えられていた神経伝達物質に腸がかかわっているというのは驚きです。

神経伝達物質にはたくさんの種類があって、どんな物質が分泌されるかによって、その人の精神状態が決まるというとても重要なものです。病気の発症とも、とても密接な関係があります。

たとえばパーキンソン病は、運動機能に障害が出て、動けなくなる病気ですが、ドーパミンの不足によって発症するとされています。

ドーパミンは神経伝達物質のひとつで、快感を得て意欲を高めたり、運動機能を調整するといった働きをしています。ドーパミンが十分に分泌されていれば気持ち良く物事に取り組むことができます。不足すると意欲が低下してやる気が失せてしまいます。肉体的には筋肉をコントロールできなくなりますから、自分の意志どおりに動くことができません。ちょっとしたことで転んだり、体が震えたりします。

このドーパミンの生成に、腸内環境が大きくかかわっていることがわかってきています。快感や意欲、そして筋肉の制御も脳だけが関係していると考えられていましたが、腸にもそのルーツの一つがあったのです。パーキンソン病になりにくくするには腸内環境への配慮が欠かせないということになります。

腸で作られる物質が精神を安定させる

腸内で神経伝達物質が作られているという事実は、本書で私がお話ししたいと思っている口の中の健康と、認知症やうつ病との関係を示す上でも、とても大切なことです。

神経伝達物質について少しお話しします。

神経細胞（ニューロン）には尻尾のような軸索と呼ばれるケーブルがあって、そこを信号が伝わります。神経細胞と神経細胞の間にはシナプスという部分を挟んで、わずかなすき間（シナプス間隙）があります。電気信号はシナプスまでくると、それ以

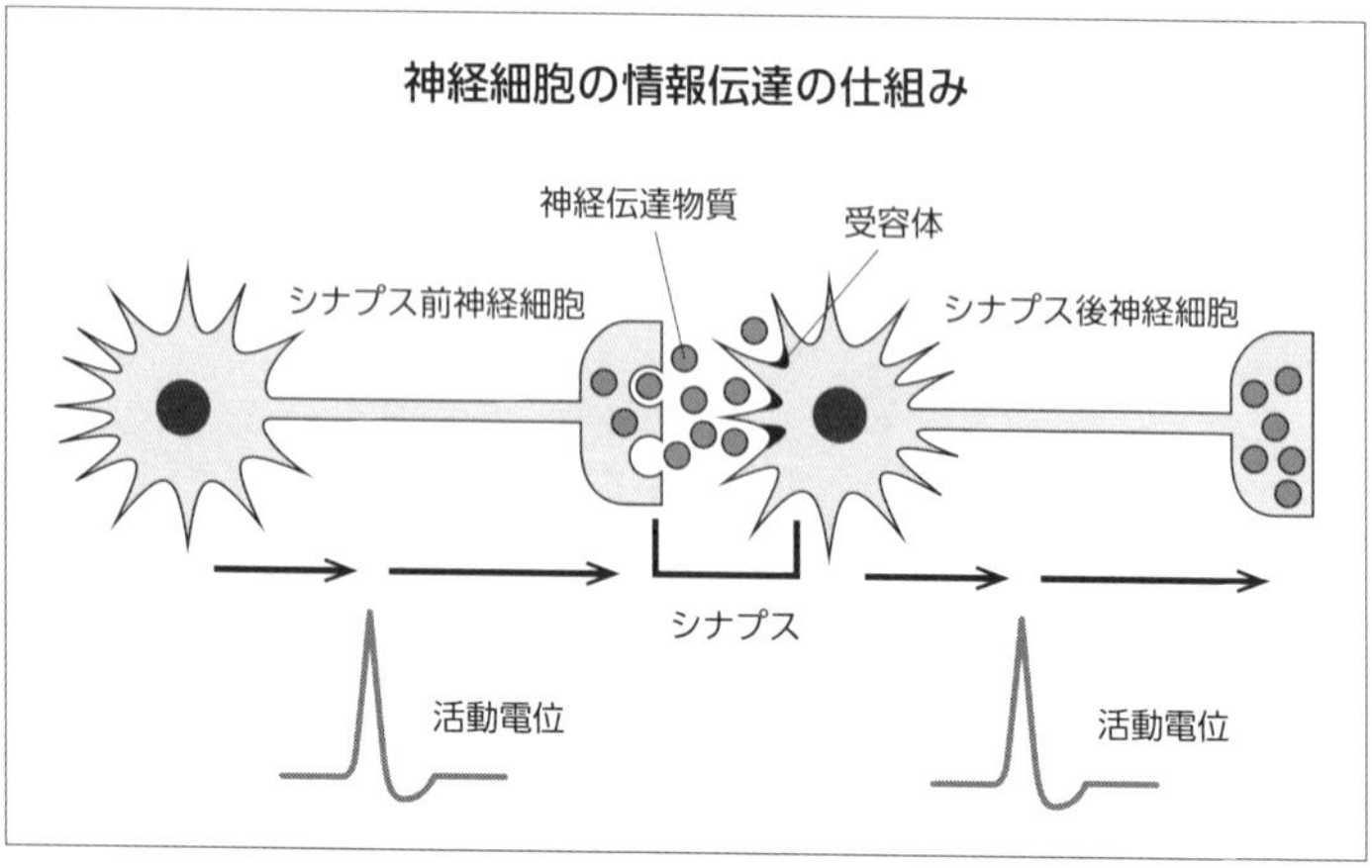

上は進めないので、シナプスを刺激して神経伝達物質が放出され、それがすき間の向こうにあるシナプスに到達すると再び電気信号に変わって先に進みます。

神経細胞の非常に緻密な情報伝達のシステムの中で、神経伝達物質は重要な働きをしているのです。神経伝達物質が不足したりうまく働かないと情報伝達がうまくいかなくなり、認知症やうつ病にもなりやすいのです。

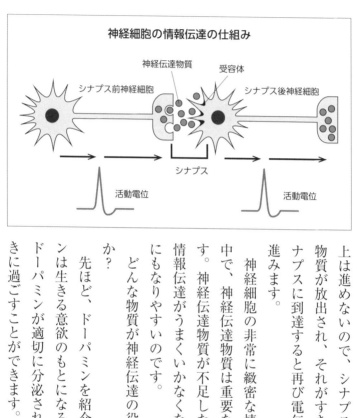

どんな物質が神経伝達の役割を果たしているのか？

先ほど、ドーパミンを紹介しました。ドーパミンは生きる意欲のもとになる物質です。ですから、ドーパミンが適切に分泌されていれば、毎日前向きに過ごすことができます。少々のストレスなど難なく乗り越えられます。ちょっとしたことで感動できます。

ドーパミンを増やすには、いつもと違う行動をして、脳に刺激を与えたり、感動をすることが有効です。

通勤のとき、同じ道ばかりを歩くのではなく、たまには違う道順で駅まで行ってみるといいでしょう。朝、少し早起きをして遠回りをしてみる。面倒くさいと思わず、何か新しい発見があるのではと期待をもって歩いてください。すてきなカフェが見つかれば、今度の休みに行ってみようと楽しみにします。

あるいは、いつも地味な洋服を着ているなら、たまにはちょっと派手な柄の洋服を着てみる。何となく気恥ずかしさがあるかもしれませんが、いつもと違うファッションでの外出は心がわくわくするのではないでしょうか。

こうした「いつもと違う」ワクワク感というのはドーパミンをたくさん出してくれます。そして、脳腸相関という見方からすれば、腸内環境を整えることも大切なことです。

もうひとつ、精神を安定させる上で重要な役割を果たしている神経伝達物質にセロトニンがあります。

ドーパミンはどちらかと言うと、精神を高揚させる作用があります。意欲とか感動とか刺激です。それに対してセロトニンは精神をリラックスさせてくれます。セロトニンが十分に分泌されていると、心の安定感、安心感をもつことができます。じわーっと幸せが広がっていく感じでしょうか。ですから、セロトニンは別名「幸せホルモン」と呼ばれています。ドーパミンも幸せを感じさせてくれますが、ドーパミンの場合は何かをやって幸せ、セロトニンはただ生きているだけで幸せという、違う種類の幸せを与えてくれます。

セロトニンはうつ病と深い関係のあるホルモンです。ある結核の薬をうつ病患者さんに飲ませたらよく効いたという偶然から、セロトニンとうつ病の関係がわかりました。その薬はセロトニンの働きを妨げている酵素を抑制する作用がありました。

つまり、この薬を飲めば、セロトニンが邪魔されることなく働くことができるのです。それでうつ病の患者さんが元気になったので、セロトニンがうつ病に関与しているとわかり、研究が進みました。

たくさんのうつ病の薬がありますが、その多くがセロトニンの濃度を高めるという意図をもって開発されたものです。

もうひとつ、身体的・精神的ストレスがかかったときに重要な働きをするのがノルアドレナリンです。ノルアドレナリンが働くと自律神経の交感神経が優位に働き、ストレスに対処しようとします。血圧を高め、脈拍を速め、活動的にするのです。たとえば、危険な場面が迫ったらすぐに逃げられるように準備をするわけです。

セロトニンと、うつ病の深い関係

神経伝達物質の異常によってさまざまな精神疾患が引き起こされます。近年、大きな問題となっているのがうつ病です。日本では一割近い人がうつを体験していると言われています。便利な世の中になりましたが、仕事や人間関係が複雑になってストレスがむしろたまりやすくなっています。

憂うつで気分が重く、何をしても面白くなくて、眠れなくて、イライラして落ち着かない。ささいなことでも自分が悪いように感じて自分を責める。生きていても仕方ないと思ってしまう。表情が硬くなって笑顔が出ない。食欲がなくなる。疲れやすい。

そういう症状が続けば、うつを疑ったほうがいいかもしれません。

本人も「これじゃいけない」とわかってはいるのですが、なかなか自分でコントロールできません。何かしらの不安が広がってくると、別に心配するようなことではないと頭では理解していても、心の中では不安が次から次へと湧き上がってきて、耐えられなくなってしまう。そんなふうに自分を律することができない自分を責めて、さらに落ち込んでしまうのです。

想像するだけでもつらさが伝わってくる気がします。

病院での治療は薬物が主ですが、必要に応じて、心理的なアプローチも行われます。しかし、根本的に解決するには、薬物での治療ではなく、生活習慣を変える必要があります。どんな病気でもそうですが、薬の効果を十分に引き出すためには、食べ物、睡眠、運動、考え方など、日々の生活をチェックし、偏ったり間違っていたりする場合は、それを改善していく必要があります。

神経伝達物質は、それがスムーズに分泌されるかどうかは生活習慣に負うところがとても大きいように感じます。

うつ病と深い関係があるセロトニンは、薬でコントロールすることもできますが、日々の行動でたくさん出るようにすることも可能なので、薬ばかりに頼ることなく、毎日のちょっとした行動を意識すれば、うつから脱しやすい条件を整えることができます。

まずは、太陽の光を浴びることです。太陽の光が網膜に入ると、その信号が脳に伝わり、セロトニンが生成されます。と言っても、直接太陽を見る必要はありません。朝起きて、カーテンを開くと太陽の光が入ってきます。蛍光灯では不十分ですが、朝日を浴びる程度の光の強さがあれば脳は反応します。

次がリズム運動です。リズム運動というのは同じ動きを繰り返し行うことです。リズム運動をすることでセロトニン神経が刺激されて、セロトニンの分泌が促進されます。

毎日ウオーキングをしている方は多いかと思います。だれかと話をしながら歩くとか、景色を楽しみながらのウオーキングではリズム運動になりません。集中してリズミカルに歩くことが大切です。ランニングでも同じです。

呼吸法は体にいいと言いますが、これも集中してリズミカルに吐いたり吸ったりすることがセロトニン神経を刺激するからいいのであって、気まぐれに深呼吸をしてもあまり効果はありません。世の中にはさまざまな呼吸法があります。本やネットで調べて、自分に合ったものを続けるといいのではないでしょうか。基本的には深くて長い呼吸が体も心もリラックスさせてくれるので、それを心がけましょう。

そして、私の専門分野である口に関係することで言えば、噛むこともリズム運動です。三〇回噛むといいというお話をしましたが、リズミカルに噛むとセロトニン分泌が促進されます。集中して噛む必要があるので、だれかと食事をするときには難しいかもしれません。しかし、セロトニンに関係なく噛むことはとても重要なことですので、改めてここで三〇回噛むことを思い出していただければと思います。

三番目がグルーミングです。

グルーミングというのはスキンシップのことです。握手をしたりハグをするとオキシトシンというホルモンがたくさん出ます。オキシトシンがセロトニンの分泌にも影響を与えます。オキシトシンがたくさん出ればセロトニンの分泌も増えます。

マッサージや肩もみもグルーミングですが、面白いのは、マッサージをされる側ばかりではなく、マッサージをする側もセロトニンがたくさん出ることです。される側は気持ちがいいので癒されるのはわかりますが、する側も元気をもらっていることになるのです。せっせとパートナーの肩をもんであげれば、実は自分も癒されているわけで、セロトニンは幸せばかりではなく、平和をもたらすホルモンと言ってもいいかもしれません。

セロトニンを増やすための食について触れておきます。

セロトニンはトリプトファンというアミノ酸によって作られます。このアミノ酸は体内では合成されませんので、食べ物からとる必要があります。トリプトファンがたくさん含まれているのは、玄米、豆類、卵、乳製品、肉類、アブラナ科の野菜などです。アブラナ科の野菜には、キャベツ、ブロッコリー、カリフラワー、大根、カブ、ケールといったものがあります。取り立てて珍しい食材ではありませんので、次章以降でお話しするような食生活を心がけていただければトリプトファンは十分にとれるはずです。

脳だけみていると、認知症の犯人をとり逃す！

認知症に話を戻します。認知症は脳の炎症によって起こる病気です。そして、その炎症の原因のひとつは口の中で増殖した歯周病菌です。歯周病菌や歯周病菌が発する毒素が、血管に入り込んで全身を巡り、体のあちこちで炎症を引き起こすのです。

神経伝達物質の問題から認知症が発症するという説もあります。

ドーパミンやセロトニンも関係していますが、よく言われているのがアセチルコリンという神経伝達物質の不足です。アセチルコリンは脳の覚醒とか活力に関係があります。もちろん、記憶や学習の能力ともかかわっています。

亡くなった認知症（アルツハイマー病）の患者さんを解剖して脳を調べたら、アセチルコリンの活性が低いことがわかりました。それがきっかけで、認知症とアセチルコリンの研究が進み、アセチルコリンを分解する酵素の働きを阻害することで、アセチルコリンの濃度を高めようという薬が開発されました。ドネペジル（商品名：アリセプト）が代表的なものです。

グルタミン酸という名前はお聞きになったことがあると思います。昆布に含まれている成分で、甘味や塩味、苦味、酸味とは違う味覚だということで「うま味」と名付けられたアミノ酸の一種です。その後、グルタミン酸には神経興奮作用があることがわかり、今では神経伝達物質のひとつとして分類されています。

グルタミン酸は、情報伝達効率を高めて記憶・学習の手助けをしている物質です。しかし、認知症の方の脳では、グルタミン酸神経系が過剰に活性化していることがわかりました。そのため、神経細胞が疲労して認知機能に異常をきたすのです。


神経伝達物質に異常が起こる原因として考えられるのは、ひとつにはそれらが作られる腸内環境のバランスが崩れていることです。もうひとつが、歯周病菌による炎症によって神経細胞がダメージを受けて、神経伝達物質の分泌に異常が生じ、正常な情報伝達ができなくなっていることです。

いずれにせよ、脳内だけの問題ではありません。腸や口腔内の状態が悪いために、脳がその影響を受けて認知症という病気を発症しているのです。

うつ病にしても認知症にしても、従来は脳だけの病気だと考えられてきました。だから、脳ばかりを診て、脳の異常を正すという治療法ばかりが行われてきました。しかし、それでうまくいかない場合は、もう少し視野を広げて腸や口腔内にも問題があるのではと考えてみると、思わぬ打開策が見えてくることもあるはずです。

腸内環境に良いもの、悪いもの

脳と腸の関係はわかっていただけたと思います。脳は腸の動きをコントロールしていますが、同時に、腸の働きが脳に影響を与えています。

そこに口腔内の健康も関係してくるというのが私の考え方ですが、それはこの章の最後にお話しするとして、腸内環境を整える上で大切なことを紹介しておきます。

腸内バランスが崩れる原因としては次のようなことが考えられます。

- 抗生物質――腸内の病原菌だけでなく、善玉菌など他の菌もやっつけてしまいます。
- 制酸剤・プロトンポンプ阻害薬縦――胃炎や胃潰瘍に非常に有効なこれらのクスリは胃酸の分泌を強力に抑制します。でもそれによって腸内の細菌バランスは変わってしまいます。
- 食物繊維の不足（後の項でお話しします）
- ピロリ菌感染——ピロリ菌はアンモニアを出して消化吸収に必要な胃酸を中和してしまうので、腸内フローラを乱すもとになります。
- 免疫不全・ストレス——これらは自律神経などに影響をあたえて腸内バランスを乱します。
- 抗菌グッズの使い過ぎ、過度な清潔志向——このような習慣は適度な免疫力を損ない、腸内細菌に影響します。

現代日本の生活でこれらのすべてを避けるのは難しいかもしれませんが、なるべく心がけるようにしてください。

また、次にあげる腸内環境を整える食品やサプリメントをとるのもいいでしょう。

●小腸のエネルギー源・グルタミン

先ほどグルタミン酸の話が出ましたが、グルタミン酸とグルタミンは違うアミノ酸です。

　グルタミンは体内で合成できるアミノ酸ですが、非常に重要な役割をもっています。筋肉中に存在するアミノ酸のうち五〇～六〇パーセントがグルタミンです。そのため、グルタミンをサプリメントでとっているアスリートはたくさんいます。

　小腸の壁の細胞と免疫細胞の最大のエネルギー源であり、神経伝達物質の材料でもあります。病気やストレス、運動、加齢によって需要が増加するアミノ酸です。

　グルタミンが不足すると、腸管壁が薄くなり、病原菌や異物が侵入しやすくなって、アレルギーを発症することがよくあります。食品では、カツオ、高野豆腐、湯葉などにたくさん含まれています。

●腸内環境を整えるプレバイオティクス

　腸内細菌のエサになったり、病原菌の増殖を抑制したりして腸内環境を整えてくれる物質をプレバイオティクスと言います。ラクトフェリン、オリゴ糖、食物繊維、難消化性デキストリンなどがあります。

・ラクトフェリン――最近、よく耳にするのではないでしょうか。母乳、涙、汗、唾

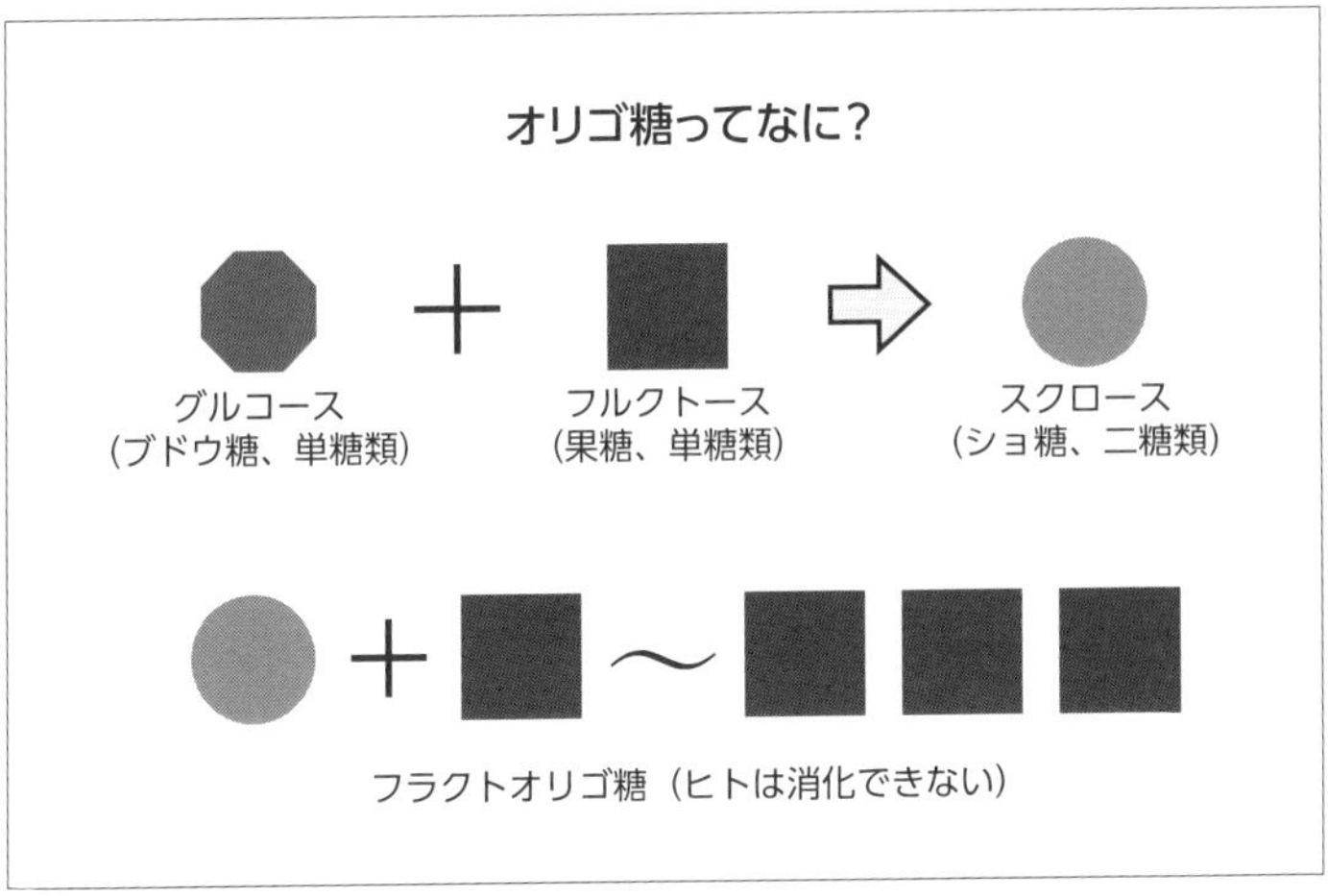

液などの分泌物や白血球に含まれています。免疫調整作用、抗菌・抗ウイルス作用、ビフィズス菌・乳酸菌増殖作用、貧血を改善する鉄吸収作用、大腸炎などを防ぐ抗炎症作用などがあります。また、歯周病や関節リウマチで骨が溶けるのを抑制する働きがあります。

・**オリゴ糖**――ブドウ糖や果糖などの単糖類が三〜五個結合したもの。多くの種類があって、どれもビフィズス菌など腸内の善玉菌の栄養源になります。

・**食物繊維**――腸の蠕動（ぜんどう）運動を刺激して便通を良くしたり、胆汁酸やコレステロールを吸着して体外に排出します。腸内細菌のエサになり善玉菌を増やして悪玉菌を抑え、腸内環境のバランスを整えます。血糖の急激な上昇を抑える作用もあります。穀類、豆類、野菜、果物、こんにゃく、海藻などに多く含まれます。

・**難消化性デキストリン**――ブドウ糖が多数つながった物質で、トウモロコシのデンプンから成分を取り出した水溶性食物繊維。腸管内で短鎖脂肪酸や炭酸ガス、水素ガス、メタンガスなどに代謝します。

●プロバイオティクスは自分に合うものを選んで、継続して摂取

ビフィズス菌や乳酸菌など善玉菌やそれを含む食品、サプリメントをプロバイオティクスと言い、アレルギーへの効果、ピロリ菌を抑える効果、免疫力向上作用などがあります。

人によってどの菌種が合うかは違うために、さまざまな食品、サプリメントを試してみて、自分に合うものを選んでください。ただしプロバイオティクスは、そのまま消化管内に定着するものではないので、継続して摂取する必要があります。

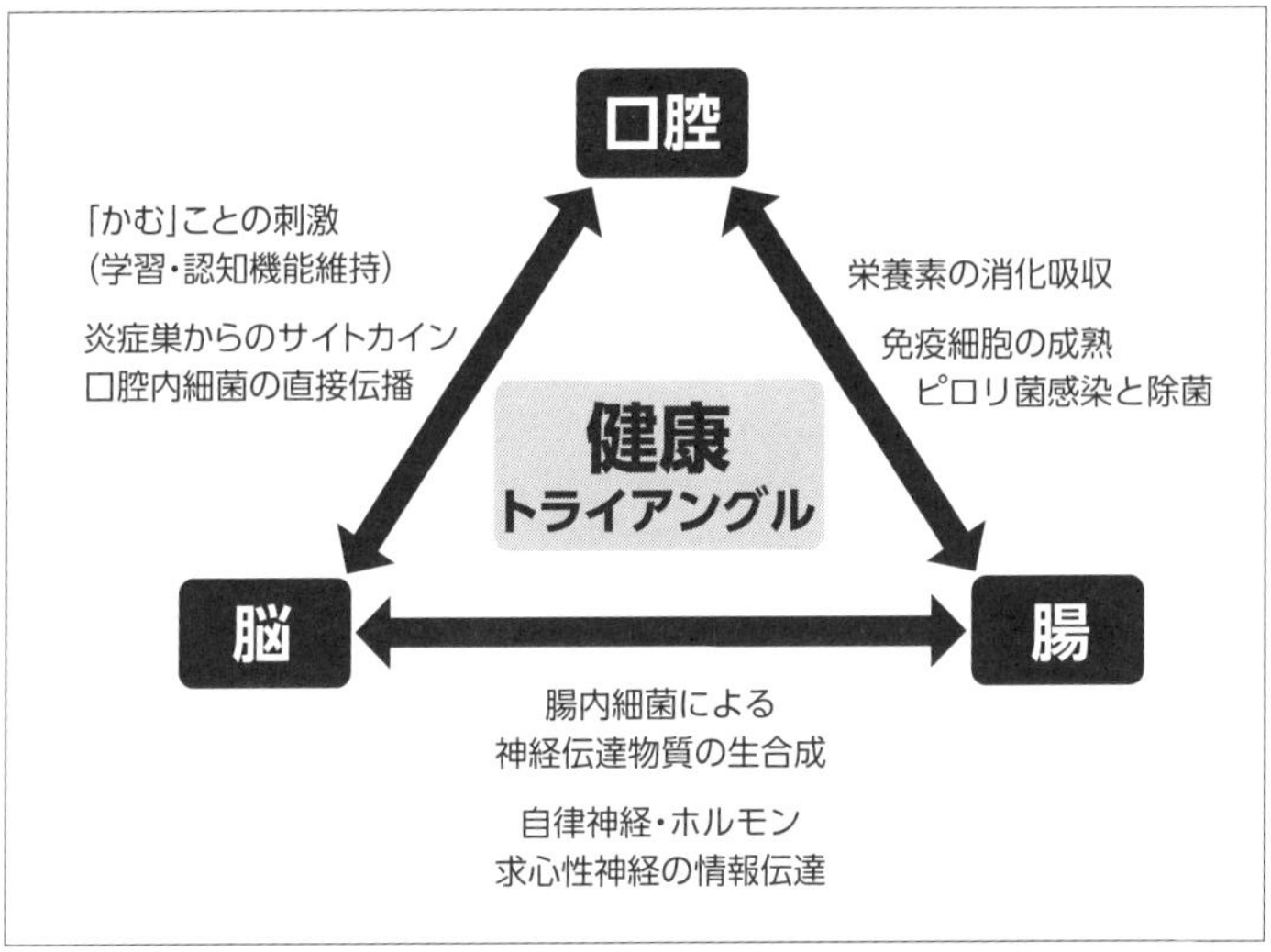

口が健康なら、脳も元気になる

腸と脳の関係がとても深いことはわかっていただけたと思います。腸内環境を整えることで、脳も健康になって、認知症やうつ病を予防したり、進行を遅らせたりすることができます。

そこに口腔内環境も加えた「**口腔・腸・脳の健康トライアングル**」で健康を考えようというのが私の提案です。口腔と腸と脳。それぞれが影響を与え合っているのです。

口と脳とは隣同士にあるわけですから影響があって当然ではないでしょうか。両手でこめかみを押さえて上下の歯を噛みしめてみてください。大きな筋肉の動きを感じるはずです。これは側頭筋という大きな筋肉が動いているためで、それだけ、咀嚼が脳に刺激を与えているということです。

実際に測定をすると、脳の血流が増え、神経の活性が高まることがわかります。特に、額の奥にある前頭前野と言われる領域が活性化します。人間で最も発達しているところで、判断、感情、記憶のコントロール、コミュニケーションなど、社会性、知性を司るとても大切な場所です。


うつ病や認知症の患者さんは前頭前野の機能が低下していると言われていますので、咀嚼することで予防や改善が期待できます。

前章で海馬のお話をしました。一時的に記憶がファイルされる場所です。ここに入った記憶はしばらくすると大脳皮質に移され長期的に保存されます。認知症は海馬がうまく働かないことで発症すると言われています。

では、噛むことと海馬の機能の関係はどうなのでしょうか。噛むことによって、さまざまな情報が海馬に送られます。味、温かさ、食感、さらには何か危険なものが入ってないかということまで噛むことで認識されます。たくさんの情報を得た海馬は記憶の一時保存に大忙しになります。そうすると、機能も向上します。

噛まないとどうなるでしょう？　マウスの実験では、食べ物を満足に噛めないようにすると、一週間で三〇パーセントも海馬の神経細胞が少なくなりました。記憶力も低下したそうです。

現代人は柔らかいものばかりを好んで食べます。そのため、しっかりと噛むことを忘れてしまいました。そのため顎が未発達な人が増えています。小顔でかっこ良くなったかもしれませんが、その分、脳への刺激は少なくなりました。そういう人たちがこれから年を取れば、認知症になるリスクは高くなるのではないでしょうか。

三〇回は噛みましょうというお話をしましたが、咀嚼はただ単に食べ物を砕くだけの行為ではありません。もっと深い意味があるということをご理解いただきたいと思います。

もうひとつが歯周病菌と脳の関係です。口腔内を不潔にしておくと歯周病菌が繁殖します。何を食べるかも大いに関係しています。その歯周病菌や歯周病菌が発する毒素が血流に乗って全身に回ります。脳にも入り込んで炎症を引き起こし、脳神経にダメージを与えて、認知症やうつ病の原因となるのです。

しかし、脳内の血管と脳組織のあいだには血液脳関門というバリアがあって、脳内には細菌やウイルス、毒素が侵入しないようになっています。なのに、認知症の人の脳からは歯周病菌が発見されるのはどういうことでしょう。

実は、慢性炎症によって血液脳関門のガードが緩くなることがわかっているのです。そのために本来は脳内に侵入できないはずの細菌などが検出されたと考えられます。そして、この慢性炎症をつくり出しているのが歯周病です。この事実だけでも、歯周病を甘くみないほうがいいとわかっていただけるのではないでしょうか。あなどるべからずです。

このような形で脳と口腔とはつながっているのです。

健康トライアングルをうまく回そう

腸と口腔内の関係ですが、そもそも腸と口はつながっています。しかし、これまで

歯周病菌を飲み込むと、全身に炎症が起きる

①歯周病菌を飲み込む⇒②腸内環境が悪化⇒免疫のはたらきに影響

代表的な歯周病原細菌である
ジンジバリス菌（Pg菌）
をマウスの口から与えたところ、
腸内細菌バランスを大きく変化させ
全身的な炎症を引き起こした

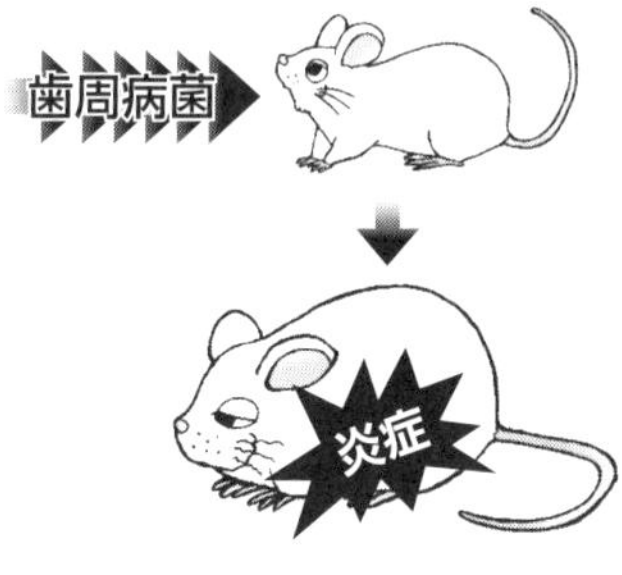

は構造的にはつながっていても、機能的な関係は薄いとされてきました。これも専門分野が細分化しすぎた弊害かもしれません。

神経伝達物質が腸内で作られているというのがわかったのも、それほど昔のことではありません。人間の体はわからないことがまだたくさんあります。だからこそ探求しがいがあるのです。教科書に載っていることは基本であり、もちろん大事なことですが、それを頭から信じるだけで満足していては、医学や歯学が進歩するスピードは遅くなることでしょう。

新潟大学でとても興味深い実験が行われました。歯周病の最も代表的な病原菌であるＰｇ菌をマウスの口腔から投与しました。歯周病の患者がＰｇ菌を飲みこみ、腸内に達した状態を想定したわけです。

するとどういうことが起こったか。なんと腸内細菌のバランスも崩れたのです。もっとも影響を受けたのは、リンパ球の発達に関係する腸内細菌でした。免疫機能の調整能力が落ちてしまったのです。

免疫が落ちればがんや感染症などにかかりやすくなります。暴走するようなことになればアレルギーなど自己免疫疾患を発症します。いずれにせよ、やっかいな病気のリスクを上げることになったのです。

一方、腸内細菌が乱れると、口腔内の細菌バランスはさらに崩れます。免疫細胞は腸内で成熟し、リンパ管を経由して口腔に到着します。腸内環境が悪くなれば、口腔内の免疫も低下します。すると、ますます歯周病菌は繁殖して、それが血管内に侵入し、脳にもさらなる悪影響を及ぼすのです。

どちらかの状態が悪くなれば、もう一方の働きも悪くなります。

この悪循環を断たないといけません。どこから手をつけるか。口腔内か腸内か脳か。私は、歯科医ですから口腔内からアプローチしています。まずは歯周病を良くすることを考えます。そのためには口腔内のケアはもちろんですが、食事をはじめとする生活習慣の見直しをします。口腔内を健康にする生活をすると、腸内も脳も元気になります。そして、それは全身を健康にすることにつながります。

人間の体は単なる臓器や組織の寄せ集めではありません。すべての臓器・組織はネットワークとしてつながっています。私たち歯科は口の中だけを診ていればいいというのではなくて、口を通して全身を診るという気持ちで日々の診察、患者さんが健康になるための指導をしないといけないと、私はいつも自分に言い聞かせています。

若いころに耳が痛くなるほど言われた「口を診るのではなく、人を観る」ことの大切さを感じながら診療をしています。

現代医療は、専門性を高めるために細分化されていて、人を観ることがおろそかになっています。心臓が悪いとき、本当に心臓だけが原因で悪くなっているのかと疑問を感じる人は少ないでしょう。歯周病菌が原因で心臓が悪くなっていると考える心臓の専門医はまだまだ少数派だろうと思います。

認知症もうつ病も同じです。細分化されるのはそれだけひとつの臓器を深く研究できるのでいいとは思いますが、ほかの分野の専門家と知識の共有をしていかないと「木を見て森を見ず」になってしまう危険性があります。

私は医科歯科の連携がもっと必要だと訴えています。なぜ必要なのかは、ここまで読んでいただければおわかりになったかと思います。

アメリカではすでに医科と歯科の連携が密に行われています。成果は確実に上がっています。日本も早くそうなってほしいと、私はずっと願っています。

次章からは、食を中心に、どういう生活をすれば口腔内の健康が保てるかというお話をします。しっかりと読んでいただいて実践していただければ、認知症もうつ病もむやみに怖がらなくて良くなります。口の中の健康が全身の健康の鍵を握っている、そのことを前提にして読んでいただければと思います。

第四章

真のアンチエイジング
——健康寿命を延ばす

長生きしたから幸せな人生とは限らない

日本は、世界に先駆けて超高齢社会を迎えています。まわりをじっくりと観察すると、町中でもレストランでもデパートやスーパーでも、高齢者の方の割合がどんどん増えていることに気づくはずです。

高齢者が増えることはマイナスの面も多いかと思いますが、それでも、若者中心の活気があるがゆとりのない社会よりも、穏やかでのんびりした世の中になって、ひょっとしたら住みやすくなるという考え方もできます。決してマイナスばかりではありません。

しかし、その前提として、高齢であっても健康でなければいけません。だれもが長い人生を「自分らしく生きたい、自分らしく終えたい」と願っています。多くの人がその願いどおりに生きられれば、高齢社会も捨てたものではないと言えるかもしれません。

ところが現実には、多くの方が、ここまでお話ししてきた認知症やうつ病やもちろん、がんや糖尿病、心臓疾患、認知症などの生活習慣病からくる身体や心の障害のため、亡くなるまでの一〇年近く「不自由な人生」を過ごしています。ご自分のしたいことを諦めざるを得なくなるだけでなく、衣食住や病院に通うなどの身の回りのことも自力ではできなくなってしまうのです。そしてそれはご本人だけでなく、介護問題として家族や周囲、さらには地域社会全体の問題にもなっています。読者の方の周囲にも、不自由な人生を嘆き、まわりの人も困っているという例は多いのではないでしょうか。

もちろん、そんな「病める晩年」をゼロにすることは難しいでしょう。でも、少しでもそういう苦痛に満ちた期間を短くすることはできるはずです。亡くなったときに、「昨日まであんなに元気だったのに」と言われるような、「ピンピンコロリ」が理想だと思います。

避けようのない超高齢社会。これを少しでも明るいものにするにはどうするか。私は歯科医としてずっと考えてきました。そのために、アンチエイジング医学を勉強し、この分野の最先端のアメリカからの情報をご紹介して、口腔内の健康がいかに全身に影響を与えるかということを、ずっと訴えてきました。私は、歯科医はただ虫歯や歯周病を治すだけでなく、口の中を通して健康に暮らすにはどうしたらいいかを提案していく必要があるのではないかと思っています。

「甘いものを食べすぎると虫歯になる」とか、「歯周病を防ぐには歯みがきが大事」ということは一般の皆さんの間でも常識です。しかし、単に「虫歯や歯周病を防ぐ」という「歯の健康維持」の考え方にとどまるのではなく、私たち歯科関係者が虫歯や歯周病が心臓病や脳卒中、そしてがんや糖尿病などの原因にもなり得るというところまで踏まえて診療をすることで、歯科が高齢化社会を少しでもプラスにする役に立てるのではないでしょうか。

そうした私の考え方を後押ししてくれるように、近年、口の中を良い状態に保つことが全身の健康維持に深く関わるという研究成果が次々と明らかになりました。

まずは、歯の状態と医療費の関係で興味深いデータが発表されていますので、ご紹介します。

香川歯科医師会の資料からです。残っている歯が少ないほど医療費が多くかかるというデータが発表されました。
・歯が一九本以下の高齢者は、二〇本以上残っている人より、内科などの医科全体の医療費が三〇パーセントも高い。歯が四本以下になるとさらに高く五割増しとなる。

- 歯周病が進行しているほど医療費がかかり、歯周病のある人（平均約五二万円）は、ない人（約四四万円）の一・二倍。
- 歯が少ない人ほど、入院日数が長い。一九歯以下の人は二〇歯以上の人より入院日数が約二五パーセント長い。

東北大学の研究などでも同様の結果が出ています。これらの数字から、高齢になっても歯が多い人は医療費が少なくてすむ、というのは間違いないようです。

医療費がたくさんかかると家計ばかりではなく、国の予算も圧迫します。病気がちな高齢者が激増すれば国家が滅びてしまうと言っても過言ではありません。

でも、口の中の状態を良くしておけば、毎月の生活費からやりくりする医療費も抑えられます。国の予算を少しでも節約することができます。

いつまでも元気で重い病気などの心配がなければ、病院通いやたくさんの薬を飲む生活からもサヨナラできます。それはだれもがわかっていることです。国の医療・福祉政策もこの方向に大きく舵を切りつつあります。しかし、具体的にどうしたらいいの？　となるとなかなか答えが出ません。

方法はひとつではないでしょう。私は歯科医として、「歯科が健康の門番（ゲートキーパー）として最適」と考えています。今後その潮流はますます加速していくのではないでしょうか。歯科医療の大切さをもっと多くの人に知っていただきたいと思っています。

高齢化になればなるほど、口腔内と全身の健康のことは、もっと語られるべきでしょう。私たち歯科医療関係者の役割も大きくなるはずです。もともと歯科は一般の医科よりも元気な人が多く通うところ。ということは深刻な病気になる前の段階で気づき、アプローチすることができるのです。「身近で接しやすい存在」という立場を活かさない手はありません。

「言うことを聞かないと、歯医者さんに連れて行きますよ！」

私たちの世代が小さかったころはもちろん、今でも子どもを叱ったり言うことをきかせたりするのにこんなことを言うお母さんがいるとききました。子どもだけでなく、大人にとっても歯医者というのは「行きたくない、できれば避けたいところ」の代表格であるようです。もちろん歯を削られるのは気持ちいいものではありません。

でも、日ごろから歯科を受診していれば、早期に虫歯や歯周病が発見できて、簡単な治療で治すことができます。

そしてもっと大切な「クチの中を良くすれば全身が健康になる」ということがわかれば歯科にキチンと通ってみようという気にもなるはずです。歯科医も、嫌がられる存在ではなく、健康に貢献する人として見られたほうがずっとやりがいがあるでしょう。

歯科関係者は、口腔内ばかりではなく、食事やストレスなど生活習慣と健康に関する情報や知識をもっと増やす必要があります。これからは、元気な高齢者が増えるようにすることが最も大切な役割なのです。

私は、地域の方たちがいくつになっても健康でいられるようにと、試行錯誤をしてきました。さまざまな健康維持のための提案をしてきました。しかし、今まで慣れ親しんできた食べ物、毎日の生活習慣を変えていくのは、年齢を重ねるほど大変になっていくものです。目の前に切迫した事情でもない限り「今までの行動を変えていく」ということは困難です。

「言うはやすく、行うは難し」ということを痛感しつつ、いかにしたら低いハードルで行動が変えられるか、あの手この手で、患者さんに一歩を踏み出してもらえるように努力しています。

元気な高齢者になるためには身体の不自由がないだけでなく、精神的にも、そして地域社会の中でも「自分らしくある」ことが必要です。そのためのヒントを伝えたくて、この本も書いています。

お口のお手入れで「不健康な晩年」を減らせる

健康寿命についてのお話をします。

日本人の平均寿命は男性が八〇・九八歳、女性が八七・一四歳です。世界でもトップクラスです。百歳以上の高齢者は、一九六三年には一五三人しかいませんでした。それが一九九八年に一万人を超え、二〇一八年には六万七八二四人にもなりました。何と五五年で四四三倍にも増えているのです。

寿命が延びて百歳越えが増えるのはおめでたいことですが、大事なのはどういう状態で長生きしているかです。現実は寝たきりの高齢者がいかに多いか。いくら長生きしても、病院や施設のベッドの上で管につながれて生きるのはつらいことです。

そこで「健康寿命」という考え方が、今はとても注目されています。健康寿命というのは、「健康上の問題で日常生活が制限されることなく生活できる期間」と定義できます。必要以上に人の手を借りることなく生活できた上での長生きが望ましいのです。

日本人の健康寿命は男性が七二・一歳、女性が七四・八歳です。この統計から言えるのは、日本人は、男性で約九年、女性で十二年以上、健康を害して自立できない生活を送っているということです。

健康寿命が尽きると、本人は病気などで苦しい思いをしなければなりません。そればかりではなく、介護や看護で、家族にも肉体的・精神的に大きな負担を負わせることになります。医療や介護にかかる費用も安くありません。蓄えがあればいいのですが、なければ家族の負担はさらに大きくなります。国の医療費・介護関連費も増えるばかりで、若い人たちも支えきれなくなります。

このままの高齢社会が続くなら、健康寿命を延ばさないことには国が破綻してしまいます。

寿命を良い状態でまっとうすることこそ、高齢者予備軍が目指すべきところです。

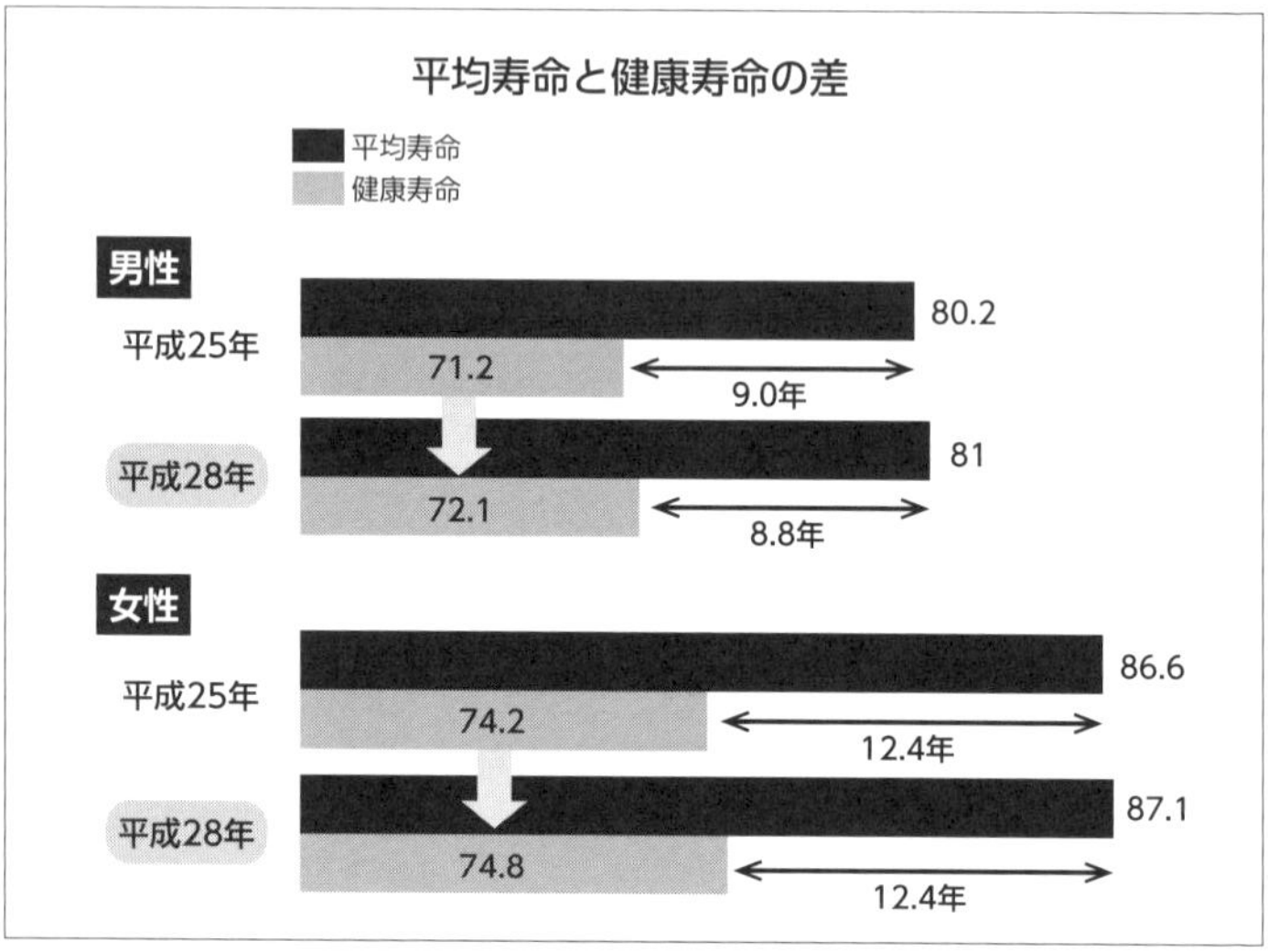

二〇二五年にはいわゆる団塊の世代の人たちが大量に後期高齢者になります。健康寿命の大切さを今こそ声高に言わないといけないだろうと思います。

健康寿命を延ばすには、病気をしないことが一番です。病気にならないためにはどうしたらいいか。病気になれば病院で薬をもらって飲めばいいと思っている人は要注意です。もちろん、薬は病気を治すためのものですが、万能ではありません。

食事や運動、睡眠に十分に気を使った生活を心がけるのはもちろんですが、私たちが訴えたいのは、口腔内の健康をもっと重視して欲しいということ。

ご自分で日々行うセルフケアと、定期的

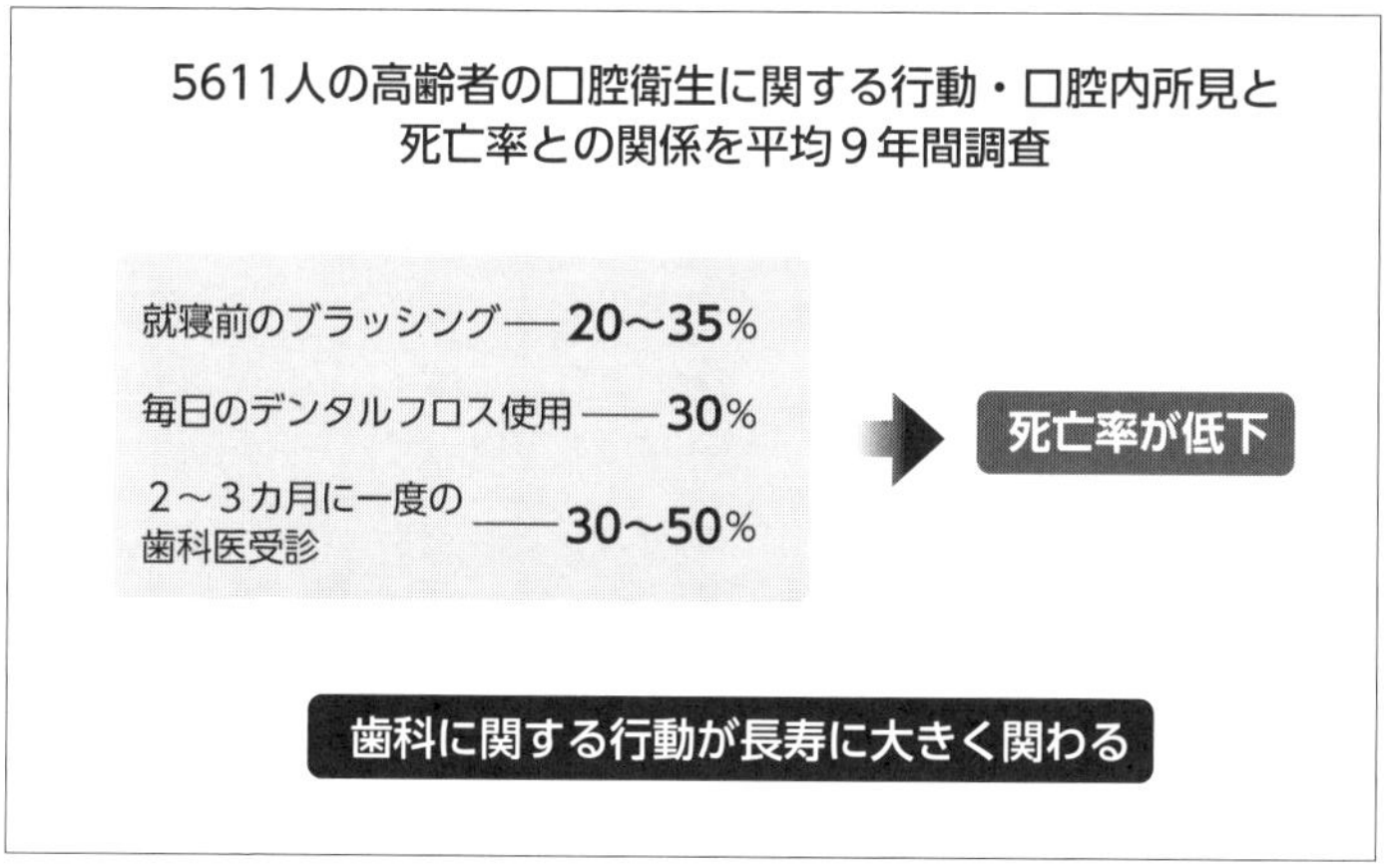
5611人の高齢者の口腔衛生に関する行動・口腔内所見と死亡率との関係を平均９年間調査
就寝前のブラッシング――20～35%
毎日のデンタルフロス使用――30%
２～３カ月に一度の歯科医受診――30～50%
死亡率が低下
歯科に関する行動が長寿に大きく関わる

に歯科で受けていただくプロフェッショナルケアを続けることで健康寿命を延ばすことができるということです。

　こういう統計があります。寝る前の歯磨きや毎日のデンタルフロス（歯間ブラシ）を使用したケアと死亡率との関係を現わしたものです。

●就寝前に歯磨きをする人としない人を比較すると……しない人の死亡リスクは二〇～三〇パーセント高くなります。

●デンタルフロスを毎日使う人とまったく使わない人を比較すると……使わない人の死亡リスクは三〇パーセント高くなります。

●二～三カ月に一度は歯科を受診する人とまったくしない人を比較すると……受診しない人の死亡リスクは三〇～五〇パーセント高くなります。

健康寿命と口腔内の健康状態とは深い関係があることがおわかりになっていただけると思います。

そして、二〜三カ月に一度、歯科を受診するなら、ぜひ食生活や運動、睡眠についてもアドバイスしてくれる歯科医を選んでください。口の中ばかりではなく、全身に気を配ってくれる歯科医と親しくしておくことも、健康を維持する上でとても大切なことです。

「噛めること」をメタボ検診で確認するわけは

健康寿命の定義では、健康診断ですべてが「問題なし」でなければならないということではありません。たとえ病院通いをしていても、一人で身の回りのことが不自由なくでき、毎日生き生きと過ごしている状態であれば健康寿命が保たれていると見なされます。

ある程度の年齢になれば、体のどこかに不具合が出るのは当たり前です。血圧や血糖値が高い、前立腺が肥大している、足腰が痛いなど、いろいろと不調があるだろうと思います。もちろん、これを治すことも大切ですが、不調は不調として受け入れて、まずは日常生活で不自由しないだけのことができるかどうか。いくつになってもそうでいられることを目指すことが大切です。

健康寿命をなるべく平均寿命に近づける。生活に不自由するときが亡くなるときというのが一番いいわけです。いわば「ピンピンコロリ」が望ましいのですが、実はここに歯科医療が深く関わることがわかってきました。

メタボであることは健康を害するリスクが高まります。健康寿命を引き下げる要因のひとつでもあります。

「メタボ健診を受けたら、いろいろ引っかかってしまって……」

そんな経験のある中高年の方はたくさんいらっしゃるでしょう。保健師や管理栄養士と面談して生活習慣や食事の指導を受ける「特定保健指導」をすすめられた方もいるかもしれません。この健診や指導は健康寿命を短くしてしまうメタボリック症候群を防ぐために行われているものですが、二〇一八年の四月からこの健診の質問票に「歯の健康」についての質問が加わったのをご存じでしょうか。

・何でも噛んで食べることができる
・歯や歯ぐき、かみあわせなど気になる部分があり、噛みにくいことがある
・ほとんど噛めない

この三つのうちのどれかを選んでもらって、その方が正常に噛めるかどうかをチェックしているのです。

どうして「噛めること」をメタボ健診で確認する必要があるのでしょう?

実は、「噛めなくなる」こととメタボ、肥満には、非常に密接な関係があります。噛めなくなることでメタボが進む危険性があるのです。

歯の数が減っていくと、当然のことですが、今まで普通に食べていたものが食べにくくなります。すると、どんなことが起きるでしょうか?

虫歯や歯周病で歯を抜いた経験のある方、あるいは親知らずを抜いて歯ぐきが腫れてしまったことがある方は、当日どんなお食事をしたか思い出してみてください。

「いやぁ、噛むのがシンドイから、お粥にしたよ」

という人も多いのではないでしょうか。

一時的にはお粥で過ごすのもいいのでしょうが、歯が少なくなると、そういう食事が日常的になってしまいます。

精米された白米を柔らかく炊いたお粥は炭水化物（糖質）が主成分で、生命維持のためのエネルギーは確保できますが、その他の大切な栄養素のタンパク質や脂質、ビタミン、ミネラル、食物繊維などは全く不足しています。

それらを摂取するためには肉や魚、野菜などをしっかり摂る必要がありますが、充分に噛めなければ難しいでしょう。摂取できる食材の種類が減り、栄養の片寄りと不足を招く大きな原因となるのです。

八〇歳になっても自分の歯で噛めるためのケアを

栄養の片寄りと肥満には深く関係があります。取りすぎた炭水化物（糖質）は体内で脂肪に変わり、それをたくわえる脂肪細胞がパンパンに太ってしまい、肥満へとつながります。肥大した脂肪細胞からは「炎症性サイトカイン」という、動脈硬化を進めたり、血糖値の調整を悪くしたりする物質が出てきます。脳卒中や狭心症、心筋梗塞、糖尿病などを悪化させる恐れがあるのです。

肥満の人ほど、脳卒中や心臓病、糖尿病になりやすいと考えていいでしょう。そして厄介なことに、炎症性サイトカインは歯周病の病巣からも全身に放出されることがわかっています。

すでに慢性炎症の怖さについてはお話ししました。すべての病気の原因は慢性炎症にあると言えるくらいです。肥満・歯周病によって慢性炎症が起こり、血糖値の調節が悪くなって糖尿病を発症します。免疫力が低下し、口の中では歯周病菌が繁殖し、歯周病がますます悪化する……。この悪循環を断ち切り、メタボを防ぐための栄養摂取や、口の中の環境を整えることが重要です。

このような認識がやっと広がりつつあります。メタボ健診でも「噛めるかどうか」の確認がなされることは、とても大きな進歩ではないでしょうか。さらにこれが発展して、健康寿命を延ばすには口の中の健康がいかに大切かということが、もっと知られるようになることを望んでいます。

しかし、現時点ではまだまだ、虫歯や歯周病で歯が抜けるのを、

「もういい年だから、仕方ないよ」

とあきらめている方も多いかと思います。しかしそれは単なる「思い込み」に過ぎないということが厚労省の平成二五年国民健康・栄養調査のデータからはっきりとしています。年を取れば歯が抜けてしまう。入れ歯になるのは当たり前ということではないのです。

先ほどの質問でも、歯がたくさん残っている人ほど、「何でも噛んで食べることができる」と答える割合が高くなっています。年齢にほとんど左右されません。若くても虫歯や歯周病で歯が抜けてしまえば、何でも噛んで食べることができません。高齢であっても自分の歯がたくさん残っていれば何でも噛めるのです。

外来で患者さんにお話をうかがうと、たとえ八〇歳を過ぎていてもご自分の歯を良い状態で保っている方は、何でも食べることができてとても元気です。歯と口の機能が保たれていれば、年齢にかかわりなく栄養はしっかり摂れるということです。

齢を取ったから歯が抜けるわけではないのです。きちんとケアをしてなかった、食事が偏っていた、そうしたことが原因で、歯の寿命が短くなり、そのことが健康寿命にも悪影響を与えるのです。

健康寿命を縮めないためにも、若いうちから歯を大切にすることです。口腔内のケアをこまめにして、食事などの生活習慣を改善することで、八〇歳になっても自分の歯で噛むことができます。健康寿命を延ばすことができるのです。

歯周病は「沈黙の病気」とも言われ病状がかなり進行するまで目立った症状が出てきません。いま現在、噛むのに不自由していなくても特定検診の機会に是非、お口の中もチェックされることをおすすめします。

「血糖値が…」と言われたら、まず確認すること

歯周病は糖尿病を悪化させる重大な原因のひとつと考えられます。糖尿病は健康寿命に大きな影響を及ぼします。

年齢階級別にみると、年齢が高い層で「糖尿病が強く疑われる人」の割合が高くなることがわかりました。男性では三〇～三九歳では一・三パーセントですが、五〇～五九歳になると一二・六パーセント、七〇歳以上になると二三・二パーセントと増えています。女性も三〇～三九歳では〇・七パーセントですが、五〇～五九歳は六・一パーセント、七〇歳以上は一六・八パーセントでした。

なぜ年を取るとこんなにも顕著に糖尿病が増えるのでしょうか。もちろん、老化によるものもありますが、老化で終わらせてしまうと何の解決策も見つからなくなります。

私なら、口腔内のケアと食生活の改善をまず指導します。それだけのことで体調が良くなる人は決して少なくありません。

どうして歯周病が重度になると糖尿病も悪化しやすいのか？

健康な歯ぐきは引き締まっていて口の中の細菌は簡単には体内に入り込めませんが、虫歯や歯周病などが悪化すると悪玉菌が増殖して血管から体内に入り込むことがわかっています。実際、心臓の弁などに問題のある方の命に関わる病気である細菌性心内膜炎では、弁の組織から虫歯に関係するレンサ球菌などの口の中の細菌が検出されています。

歯周病の進行度合いの目安となる「歯周ポケット」については、今は多くの皆様がご存じだと思います。歯周病が進行すると歯周ポケットが深くなって、親知らずを除く二八本の歯すべてが中等度以上の歯周病と仮定すると、第一章でもお話ししたように、その歯周ポケットの内側の面積は約七二平方センチ（大人の手のひらとほぼ同じ面積）にもなります。

口の中に手のひらサイズに潰瘍があるのです。想像してみてください。ちょっと怖く感じないでしょうか。そして、潰瘍があると、そこから歯周病菌が血管内に侵入して全身を巡るのです。

糖尿病はインスリンというホルモンの働きが悪くなることで起こる病気です。インスリンは、血液中のブドウ糖を細胞に取り込む働きをしています。インスリンが正常に働かないと、血液中を流れるブドウ糖の量が増えて、血管、心臓、脳など、さまざまな病気の原因になります。

インスリンが十分に働けないのは、インスリンの分泌不足と、インスリン抵抗性といって、インスリンの機能が低下していることが原因です。歯周病の病巣から放出される「炎症性サイトカイン」は、インスリンの働きを妨げます。すい臓から十分にインスリンが分泌されていても、インスリン抵抗性が高まると、血糖値が上がります。

糖尿病というとすい臓を疑いますが、それだけではないということです。かなりの割合で、歯周病菌が糖尿病にはかかわっていると思います。

慢性の歯周病は痛みを感じにくいため、手のひらの大きさの潰瘍があっても、多くの人はあまり気にすることなく普通に生活しています。しかしこれが胃や十二指腸などの他の消化器官にあったら、すぐに治療を受けるのではないでしょうか。それだけ口の中が軽視されている証拠ですが、それが後々、やっかいな病気につながって、健康寿命に影響を与えるのです。

歯の数と糖尿病のただならぬ関係

厚労省が毎年実施している「国民健康・栄養調査」の平成二八年版では、四年ぶりに糖尿病の詳しい調査が行われました。前回九五〇万人だった糖尿病患者（糖尿病が強く疑われる者）はついに一千万人の大台を突破し、一〇人に一人近くが糖尿病に悩まされる時代となりました。

しかも糖尿病一歩手前の予備軍（糖尿病の可能性を否定できない者）が同じく一千万人存在しているとの報告もされ、まさに「国民病」とも言える状況になっています。

糖尿病はがんのように「死」を連想させる病気ではないし、痛みなど、不快な症状が出るわけではありません。ですから、糖尿病と診断されても、がんのように目の前が真っ暗になるという人はあまりいないでしょう。どうしても軽く見られてしまうのです。

しかし、糖尿病を軽視していると、あとから大変なことになってしまいます。いわゆる合併症というのが起こるからです。なかでも次の三つは三大合併症と呼ばれています。

- 糖尿病神経障害……手足の神経に異常をきたし、足の先や裏、手の指に痛みやしびれなどの感覚異常が現われます。
- 糖尿病網膜症……網膜の毛細血管が傷つき、出血や網膜剥離を起こして、ひどくなると失明してしまいます。日本人の失明原因の二位です（ちなみに一位は緑内症）。
- 糖尿病腎症……高血糖によって腎臓の毛細血管がダメージを受け、腎臓機能が低下して人工透析を余儀なくされることもあります。

糖尿病そのものは痛みもかゆみもありませんが、そこから派生する手足の痛みやしびれ、失明、人工透析は、健康寿命を損なう重大な原因となります。そして糖尿病と歯科、なかでも歯周病とはいわば「表裏一体」ともいえる深い関係があるのです。

先ほど、歯周病が糖尿病を悪化させる原因になるというお話をしましたが、それとは逆に糖尿病になると歯周病がひどくなるということもあります。歯周病になると糖尿病を発症し、糖尿病になると歯周病がさらにひどくなる。そういう悪循環にはまり込んでしまいます。

「尿に糖が出る」原因は、血液中のブドウ糖（血糖）が異常に多くなっているためです。この「高血糖」の状態は、血管をはじめとする体内の組織に大きなダメージを与えます。その影響で歯ぐきや骨などの歯を支える「歯周組織」も弱くなり、歯周病菌の侵略を許してしまうのです。

そして進行した歯周病の病巣からは「炎症性サイトカイン」という生理活性物質が全身に放出されます。これがインスリン抵抗性を高め、血糖値を正常に戻そうとするのを妨害するので、糖尿病がますます悪化してしまうのです。

重度の歯周病を治療したことがきっかけで糖尿病が改善に向かったというケースもそれほど珍しいことではないですし、逆に糖尿病が生活習慣の改善や投薬治療によって良くなると、歯周病の悪化も歯止めがかかることもよくあります。歯周病と糖尿病の深い関係を知った上で治療を行うと、両方ともより早く改善するでしょう。

また虫歯や歯周病で歯の数が減ると食生活が変化し、糖尿病になりやすい糖質の多い加工食品を好んで食べるようになることも無視できません。

厚労省から、歯の数と摂取している栄養素の関係を示すデータが出ています。それによると大部分の栄養素は歯の数が減ると摂取量が減っていきますが、ひとつだけ歯の数に関わりなく摂取できる栄養素があります。それが炭水化物です。

イモ類、穀類はあまり噛み砕く必要がありません。そのため、加齢に伴う歯の減少、噛み砕き飲み込む能力が低下すると、炭水化物の摂取割合が高くなってしまいます。

炭水化物は糖質と食物繊維に分けられますが、イモ類や穀類には糖質が多く含まれ、血糖値を上げる直接の原因となりますから糖尿病に影響すると思われます。

歯の数を減らさなければ高齢になってもよく噛むことができますから「糖尿病になりにくい食事」をするためにもクチの状態を良く保つことはとても大切なことです。

「歯周病と糖尿病、関係あるらしいですね」

最近、私のクリニックの患者さんも理解が進んできました。

「でも私、糖尿は大丈夫と言われてるから」

と言って安心してよいかというとそうでもありません。たとえ糖尿病予備軍と言われていなくても食後に急激に血糖値が上昇する「血糖値スパイク」が起きていることがあります。これが血管に重大なダメージを与え動脈硬化の原因になります。

血糖値スパイクをなるべく防ぐためには、砂糖や小麦粉、異性化糖などの精製度の高い糖質に注意することや、食事の最初に食物繊維を摂り糖質の吸収を遅らせることなどが有効です。食生活にちょっとしたチェックを入れる積み重ねが健康寿命を延ばすことにつながるのです。これについては第七章でくわしくお話しします。

歯周病が良くなれば循環器の病気にかかりにくい！

さらに、これも第一章で触れましたが、循環器病の原因となるアテローム性動脈硬化症（酸化コレステロールなどが動脈の内側の壁におかゆ状にこびり付く動脈硬化）が歯周病の進行と関係があることがわかってきました。そして興味深いことに、アテローム性動脈硬化が起きている部分から歯周病菌が検出されたという調査結果が多数、報告されています。

また世界で最も権威のある医学雑誌のひとつに掲載された論文には、血管の健康度合いを示す尺度となる「血管内皮機能」が歯周病の治療を行うと改善することが一〇

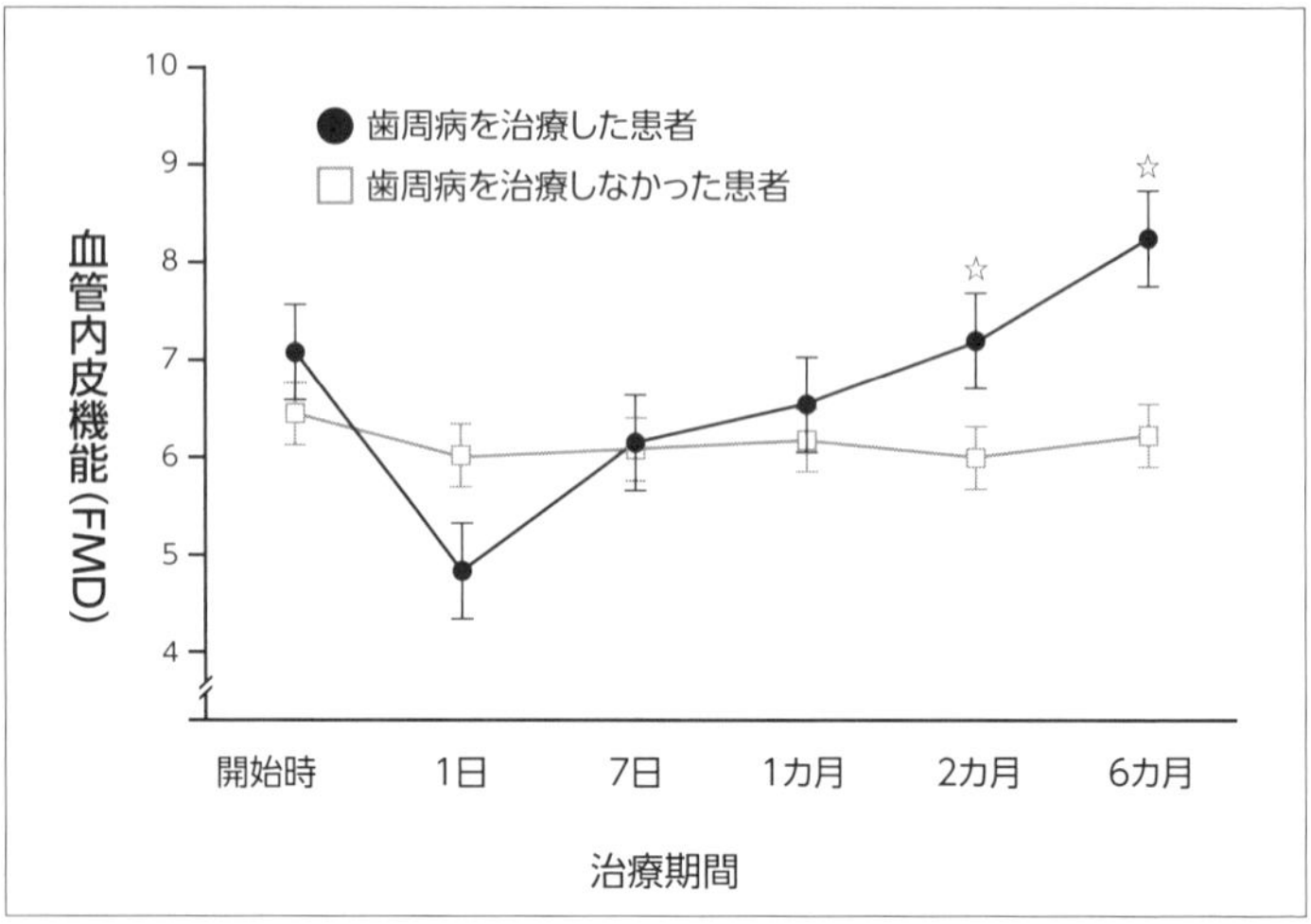

年以上前にすでに発表されています。

血管内皮というのは、血管のいちばん内側にある層で、血管を健康に保つためにとても重要な働きをしています。

血管は血液が流れるパイプくらいにしか思っていない方も多いかもしれませんが、収縮したり広がったり、さまざまな物質を分泌するなど多彩な働きをしています。それをコントロールしているのが血管内皮で、この機能が低下すると、循環器に関するさまざまなトラブルが発生します。そういう意味で、

「歯周病が良くなれば、循環器の病気にもかかりにくくなる」

というのは間違いないようです。

さらに肥満と歯周病との関係のところでも

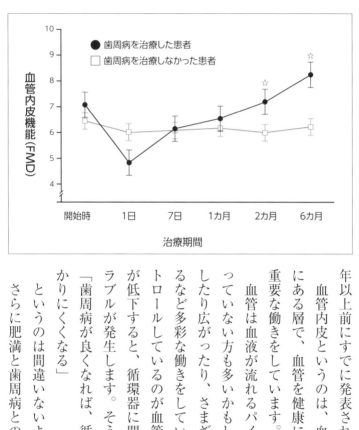

述べたように歯周病や虫歯の病巣から「炎症性サイトカイン」という物質が全身に放出され、体のあちこちに慢性炎症ができます。慢性炎症を放置しておくと、これが原因でさまざまな病気が発生することがわかっています。動脈硬化も慢性炎症から始まります。

もしも検診などで「動脈硬化の傾向があります」という指摘を受けたら、必ずしておきたいことの一つが「痛みなどの自覚症状がなくても口の中のチェックをもう一度受ける」ことです。

動脈硬化は高血圧、脳血管障害、心臓病などの原因になります。脳や心臓の病気は直接死につながりますし、助かったとしても重い後遺症が残ることがあります。介護をしてもらわないと身のまわりのこともできなくなる不自由な生活を強いられます。健康寿命を縮める重大な要因のひとつです。

口腔内ケアで誤嚥性肺炎を予防できる

肺炎は日本人の死因の一〇パーセント近くを占め、がん、心疾患に続き第三位となっています。その肺炎の中でも高齢者で問題になっているのが「誤嚥性肺炎《ごえんせい》」です。この言葉は、今では専門家だけではなく、かなり多くの一般の皆様がご存じのことと思います。

本来なら食道から胃に流れていくべき食物や唾液が気管に入り込み（誤嚥）、それによる細菌感染でおこす肺炎のことをいいます。

健康な方は気管に水などが入ると「むせ」を起こして、咳き込むことで排出できますが、高齢になると、「むせ」を起こすことができず、水や食べ物が気管に入り込んで誤嚥を起こすことがあり、「不顕性《ふけんせい》誤嚥」と呼ばれています。これが誤嚥性肺炎の大きな原因の一つとなっています。特に高齢者の肺炎は自覚症状が出にくいため重症化しやすく問題となっています。

介護が必要な肺炎の高齢者から検出された細菌を調べるとクチの中の細菌と一致する

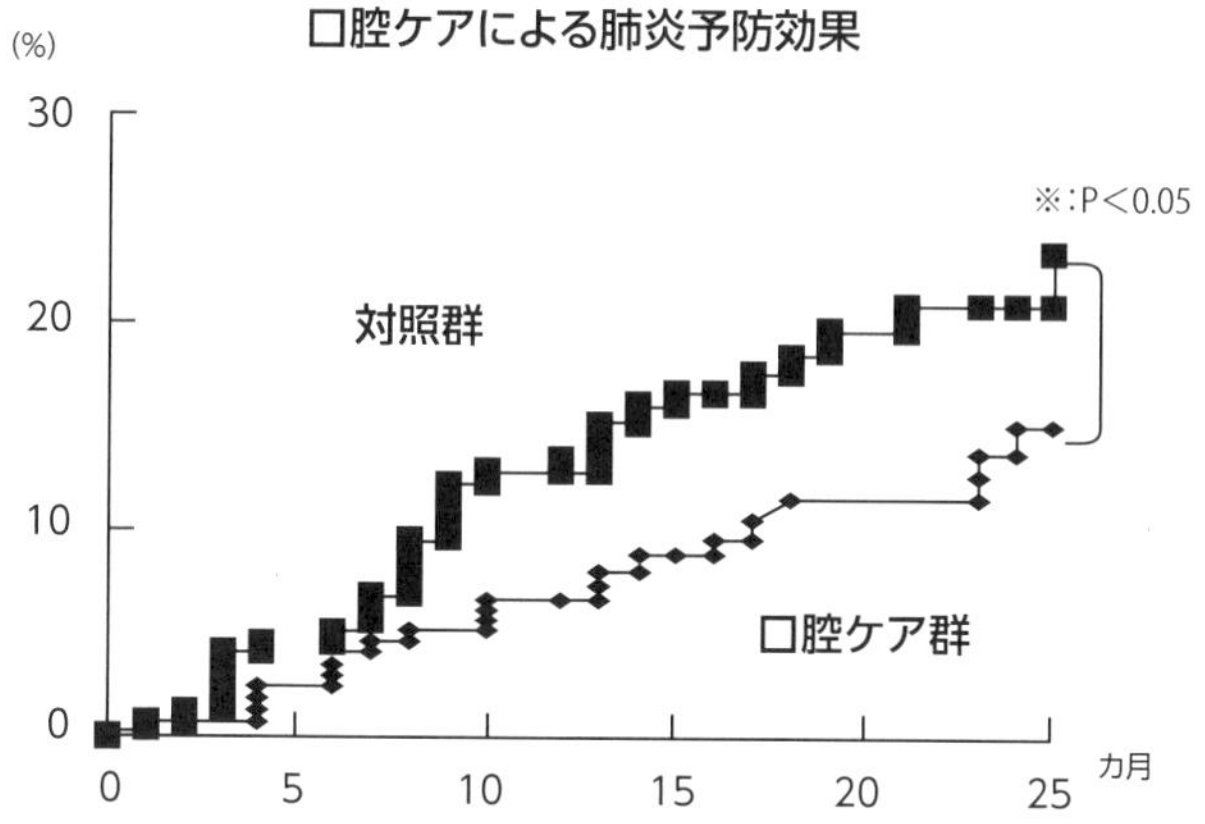

要介護高齢者に対する口腔衛生の誤嚥性肺炎予防効果に関する研究：
米山武義、吉田光由 他　日歯医学会誌2001

ことがよくあります。そんなこともあって、「クチの中をキレイに保てば、誤嚥性肺炎を予防できるのではないか？」

そう考える専門家も出てきました。

果たして本当にそうなのか？　裏付けをとるため、二年間の追跡調査が行われました。クチの中をキレイにする処置（口腔ケア）をした場合としない場合とを比較した結果、なんと四〇パーセントも肺炎の発症率が下がることがわかりました。口腔ケアが肺炎予防に有効だということがはっきりとしたのです。

肺炎を予防することは、患者さんのＱＯＬ（生活の質）を要介護状態にならない程度に維持することに大きく役立ちます。いかに肺炎を防ぐかは、健康寿命を延ばす上でとても重要なことです。

「私はまだ介護とは縁がないから、関係ない話かな」と思われているとしたら、ちょっとお待ちください。

日本歯科医師会が設立した「8020推進財団」と徳島県歯科医師会が平成二八年に共同で行った研究が発表され、徳島市在住の七五歳以上の後期高齢者に、「肺炎の既往と定期的な歯科検診の有無」をアンケート調査したところ、「過去一年間に肺炎になったことがある」人は歯科の定期検診の受けている割合が二五パーセントだったのに対し、「肺炎になったことがない」人は五七・七パーセントが検診を受けていました。受診率で倍以上の開きがあったことになります。

後期高齢者は定期的に歯科を受診し、クチの中の状態を良好に保っておけば肺炎の原因になる口腔内の細菌を少なくでき、たとえ多少の誤嚥があっても肺炎になる危険を減らすことができそうだといえるでしょう。

さらに興味深いデータが同じ調査から得られています。定期的な歯科検診と医療・

介護給付費との関係です。検診を受けている方の歯科医療費は、受けていない方と比較すると一万七千円ほど高かったのですが、医科の医療費は十一万七千円低く、介護給付費にいたっては一八万八千円も低い結果でした。二万円足らずの費用の差で、三〇万円以上の医療・介護費用に影響が出てくると思われるのです。

これまでいくつかの調査で歯科医療費と医科医療費の関係は同じような結果が出ていましたが、定期的な歯科検診の有無と医科医療費、さらには介護給付費との関係についてもハッキリした結果が出たのはとても意味のあることだと思います

健康寿命を大きく損なう危険のある肺炎。それを避けるためには口の中をキレイに保つのに加えて、歯の欠損を義歯で補ったり、舌やくちびるの力の衰えがあればトレーニングを取り入れたりするなど、クチの総合的な能力である「口腔機能」を低下させないことが重要です。

そのためには、かかりつけの歯科を持ち、適切な時期に適切な予防処置を受けていただくことが欠かせないということになりますね。かかりつけ歯科のない方は、六〇歳になったとき、七〇歳になったときという節目に、自治体が「ふしめ検診」を行っ

ています。そういう制度なども賢く利用されることをおススメします。

たかが口の中と軽視しないでいただきたいと願っています。万病の原因は口の中にあると言っても過言ではありません。

単に長生きするだけではなく、健康で長生きできるようにするには、口腔内の健康は欠かせないということを覚えておいていただければと思います。

第五章

人は口から老いる〝オーラルフレイル〟

要介護目前？　フレイルの簡単なチェック法

「フレイル」という言葉をお聞きになったことがあるでしょうか。初めて聞くという方も多いかもしれません。

まだ介護を必要とはしないけれども心身が弱ってきて、そろそろ介護が必要になりそうだという状態を言います。要介護の前段階と言ってもいいでしょう。たとえば脚の筋力が落ちて転倒しやすくなる、スタミナがなくなることで思うように外出ができなくなり、周囲との付き合いが疎遠になる結果、認知機能が低下するといったことです。

従来はこのような状態を「虚弱」とか「老衰」とか呼んでいましたが、フレイルはそれより一段と広い意味を含んだ考え方と言えるでしょう。

このフレイルの段階はとても重要で、正しく対処すれば要介護状態に進まなくてもいい場合も多々あります。

フレイルの基準にはさまざまなものがありますが、よく使われているのが、次の五項目のチェックです。

①体重減少――六カ月で意図しない体重減少が二～三キロある
②疲れやすい――何をするのも面倒だ、疲れたと週に三～四日以上感じる
③歩行速度の低下――ゆっくりしか歩けない。歩く速度が秒速一メートル以下
④握力の低下――利き手を測定して男性二六キロ未満、女性一八キロ未満
⑤身体活動量の低下――軽い運動や体操などをまったくしない状態

これに三項目以上該当すればフレイル、一項目か二項目だと、その前段階であるプレフレイルと診断されます。

もっと細かいチェックだと、東京大学の飯島勝矢教授が考案したフレイルチェックがありますのでご紹介します。

「簡易チェック」と十一の項目からなる「イレブンチェック」に分かれています。

簡易チェックは、「指輪っかテスト」と呼ばれていて、両手で輪っかを作ってふくらはぎの太さを計る要領で軽く囲みます。指がくっつかない、ちょうど輪っかとぴったり、すき間ができる、この三段階でチェックしてすき間ができるようだと、フレイルの状態である可能性が高いと判断します。

簡単ですので、ぜひやってみてください。

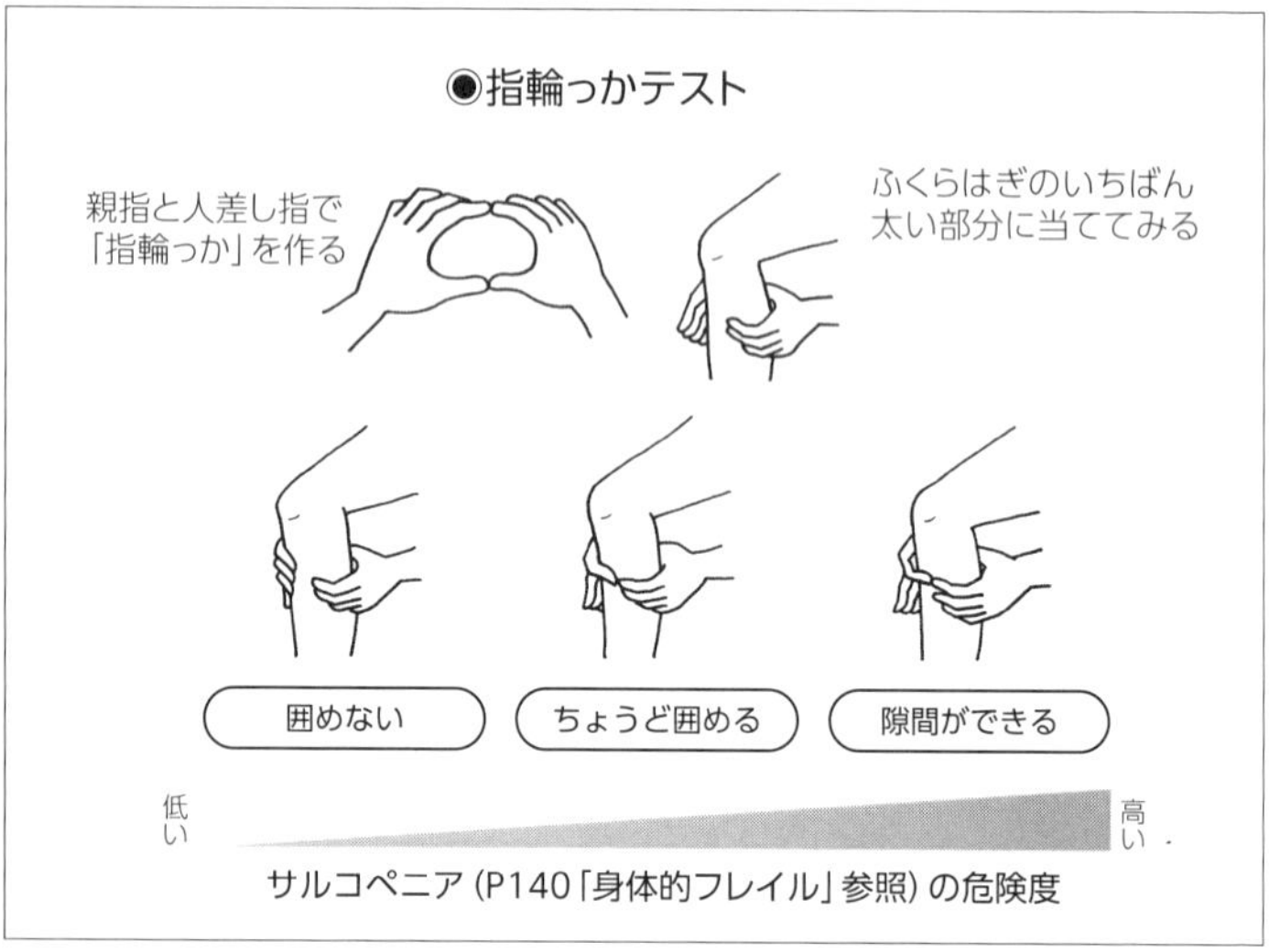

「イレブンチェック」では次の十一項目をチェックします。

① □　ほぼ同じ年齢の同性と比較して健康に気を付けた食事を心がけていますか

② □　野菜料理と主菜（お肉または魚）を両方とも毎日二回以上は食べていますか

③ □　「さきいか」、「たくあん」くらいの固さの食品を普通に噛み切れますか

④ □　お茶や汁物でむせることがありますか

⑤ □　一回三〇分以上の汗をかく運動を

週二日以上、一年以上実施していますか

⑥ □ 日常生活において歩行または同等の身体活動を一日一時間以上実施していますか

⑦ □ ほぼ同じ年齢の同性と比較して歩く速度が速いと思いますか

⑧ □ 昨年と比べて外出の回数が減っていますか

⑨ □ 一日に一回以上は、誰かと一緒に食事をしますか

⑩ □ 自分が活気に溢れていると思いますか

⑪ □ 何よりまず、物忘れが気になりますか

さらに細かくチェックする「総合チェック」もあり、こうしたチェックが注目されつつあるのも、フレイル状態であることを少しでも早くに見つけて対処することで要介護になることを防いだり、遅らせたりすることが可能だからです。

フレイル状態になると病気にかかりやすくなります。健常な人なら、風邪をひいても数日で良くなります。しかし、フレイルの状態になっていると、こじらせてしまって肺炎を起こすこともあります。入院をすると、自分の状況が把握できずに、それが

ストレスとなって感情をコントロールできなくなることもあります。

フレイルというのは、要介護になるギリギリのところにいるわけですから、ちょっとした身体的・精神的ストレスによって重症化する恐れがあるのです。早くに対処するのは重要なことなのです。

フレイルは「口の機能の衰え」から始まる

フレイルは「高齢者が健康寿命を失いつつある状態」で、とても多様な状況を表しています。それらを大きく分けると三つの側面があります。

●身体的フレイル

「虚弱な状態」といえば杖をつきながら歩いたり車椅子に乗っている姿を浮かべるのではないでしょうか。高齢になるとどうしても筋力が落ちます。そのため素早く動けなくなったり、重いものを持てなくなります。中には、ビンやペットボトルのフタも開けられなくなる人もいます。

このような状態になる主な原因は、筋肉量が減ったり（サルコペニア）、骨・関節・神経なども含んだ身体を動かす仕組みが衰えたり（ロコモティブシンドローム）することです。先ほど、指輪っかテストを紹介しましたが、ふくらはぎを両手で囲んでみてすき間ができるようだと筋肉量が不足していて、フレイル状態にある可能性が高いと考えられます。

●認知的フレイル

歳をとるにつれて右肩下がりになるのは、身体的な能力だけではありません。記憶力や判断力などの脳の働きも、多くの因子が原因となって衰えます。

それがいちばんハッキリした形で現れたのが、アルツハイマー型に代表される「認知症」ということになります。認知症と診断されないまでも、日常生活に支障をきたすことは珍しくなく、認知的フレイルの状態にある高齢者は相当数にのぼります。

認知症を発症してからでは回復は難しくなります。フレイルの状態のときに対処すれば、認知症になるのを遅らせることができます。

●社会的フレイル

身体的、認知的な衰えが進むと、それまでは普通にお付き合いしていた友人と会う機会が減ってしまったり、満足なコミュニケーションが取れなくなったりして疎遠になっていきます。そうするとますます身体を動かす機会が減り、引きこもって認知機能も低下するという悪循環となり、そのような状態を「社会的フレイル」と呼びます。

ＷＨＯ（世界保健機関）は「健康とは肉体的にも、精神的にも、そして社会的にも、すべてが満たされた状態」としていますが、フレイルはそれらを失って、要介護が目前の状態だといえるでしょう。

その最初の入口が、最近では「口の機能の衰え」だということが明らかとなり、とても重視されているのです。

東京大学の飯島教授らによる研究（二〇一八年）によると、

- 現在の歯の数が二〇本未満
- 舌を器用に動かす能力の低下
- 咀嚼する能力の低下

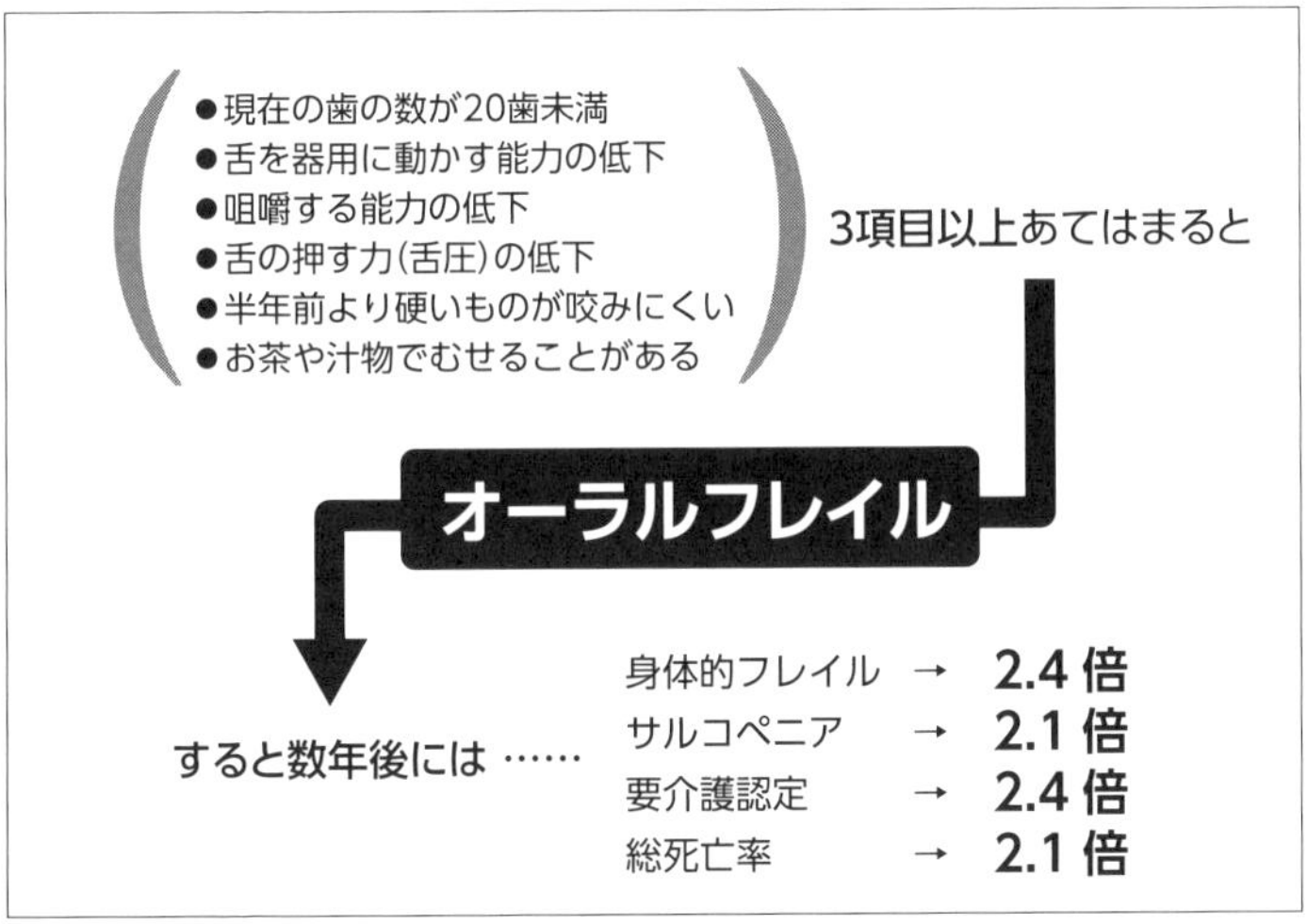

・舌の押す力（舌圧）の低下
・半年前より硬いものが噛みにくい
・お茶や汁物でむせることがある

この六項目をチェックして、三項目に当てはまる人は、「オーラルフレイル」と診断できます。オーラルとは口のこと。つまり口のフレイルであり、口の機能の低下をいいます。

オーラルフレイルと診断された人の数年後を見るとこんなことがわかりました。

・身体フレイル状態になる人は二・四倍
・サルコペニア（筋量と筋力の低下）は二・一倍
・要介護認定は二・四倍
・総死亡率は二・一倍

元気な高齢者、約二〇〇〇人を約三年半追

跡した調査です。信頼性はとても高いと考えられます。オーラルフレイルを避けることが全身のフレイル予防につながるのです。

フレイルの予防と食事

フレイルについて、一般的にいわれていることをお話しします。

まず予防です。

フレイルの根っこには、サルコペニアといわれる筋肉量が減ったり、筋力が落ちることがあります。筋力が低下すると、当然のことですが、活動量は少なくなります。あまり外へ出なくなって、家に閉じこもりがちな生活が始まります。外食もしなくなる、友だちとも会わなくなる。必然的にエネルギーの消費量が減っていきます。

年を取ると、ただでさえ食欲は低下するのに、動かないからさらに食べなくなる。慢性的な栄養不足になり、サルコペニアはさらに進みます。

そうやってフレイルの悪循環は進んでいきます。

サルコペニアを予防するためには、身体を動かさないといけません。自分でできる

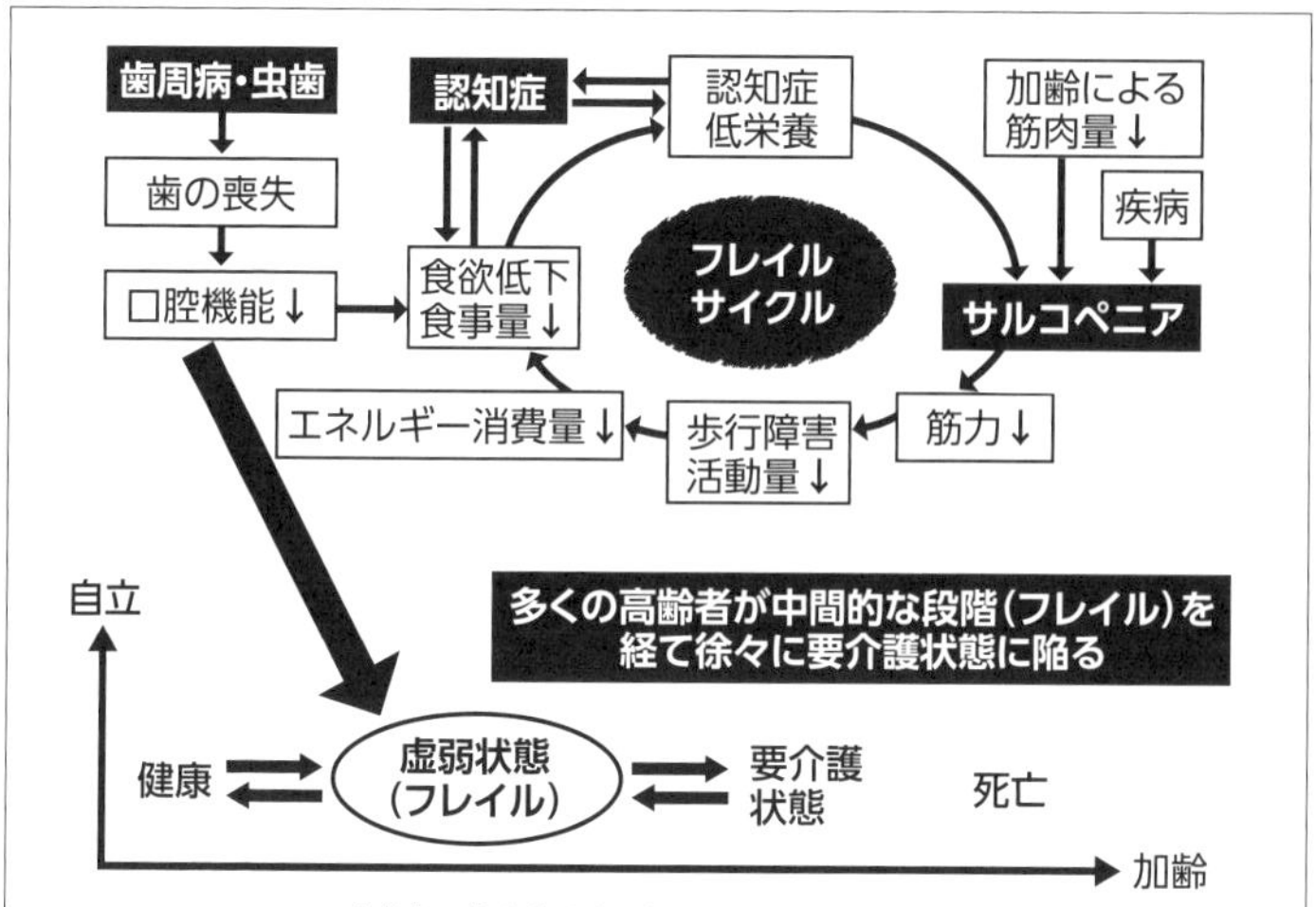

高齢者の低栄養防止・重症化予防等の推進について・平成28年9月2日
厚生労働省保健局高齢者医療課より　改変

こととい えば、まずは散歩や体操でしょう。そしてさらに、スクワットなどの筋肉トレーニングも年齢にかかわらず有効です。

ケガを防ぐために、専門家に頼んで徐々に負荷を上げていくよう指導してもらうのが良いでしょう。

インフルエンザなど、感染症には十分に対策をしましょう。熱を出して寝込んでしまうと、それを機にサルコペニアは一気に進みます。体力の衰えが激しいと、そのまま起きられなくなることもありますので要注意です。

食事も大切です。どんなものを食べたらいいのかは、次章からお話ししますが、食事は何を食べるかばかりではなく、食べたいと思える雰囲気が必要です。最近は、一人暮らしの高齢者が増えています。どうしても孤食になりがちです。どんなにごちそうを並べても、一人で食べていては食欲も増しませんし、おいしくもありません。そもそも、一人で食べる食事だと簡単なものですませてしまいますよね。

家族とコミュニケーションをとりながら食べるようにするのが一番ですが、一人暮らしだとそうもいかないので、友人や地域の人と一緒に食事をする機会を多く持つように心がけることも必要です。

フレイルの進行にはこういう流れがあるということを意識して、そのサイクルから抜け出せるように、周囲の力も借りながら努力することです。

「人は口から老いる」

サルコペニアを防ぐこととともうひとつ、フレイルを防いだり進行させないために大切なことがあるというお話をします。

「ヒトは血管とともに老いる」

百年以上も前の米国の医師、ウィリアム・オスラー博士が残した有名な言葉です。動脈硬化などで血管の機能に問題が生じることで、病的な老化が進むことをうまくたとえています。

最近、これと似た言葉を目にすることが増えてきました。健康寿命を延ばしていくためにぜひ必要なことを言い表したものですが、ご存じでしょうか？

ヒトはどこから老いるのか。実はそれは脳でも心臓でも筋肉でもなく、「口から」なのです。

「え⁉　そうなの？」と驚く方もいらっしゃるかもしれません。この話題は最近のとても大きなトピックです。これは、フレイル状態になるのは口の中の健康が深く関与しているということでもあります。

口の機能が低下することを「オーラルフレイル」と言います。「オーラルフレイル」が全身の健康を保つためのキーポイントだというのが、最近の老年医学の考え方です。

たとえば、簡単な話、歯が痛くて仕方がないとき、外へ出て運動をする気になるでしょうか？　友だちと会って食事をしようという気持ちになるでしょうか？　まずならないと思います。せいぜい歯医者さんへ行くくらいで、家でじっとしているのではないでしょうか。痛みが治まってもはしゃぐ気にはなかなかなれないものです。

入れ歯にしたけどうまく合わなくて、と悩んでいる方もいます。そういう人も何となく気が重くて外へ出たがらないだろうと思います。

前歯が抜けてしまえば、口元が気になって人と会いたくなくなります。奥歯がないと食べるのに不自由で食事を楽しめません。

それが続けばサルコペニアになります。ちょっとした歯の不調がフレイルの入り口になる危険性があるのです。

オーラルフレイルをチェックする

「もしかして私、オーラルフレイル?」と心配になった方もいるかもしれません。オーラルフレイルかどうか判定する検査があります。自己テストできるものもあるので是非お試しください。

昨年から健康保険に「口腔機能低下症」という考え方が導入されました。これはオーラルフレイルとほぼ同じですので、その検査項目をご紹介します。

●口腔内の微生物の増加

健康な人でもクチの中にはたくさんの種類の細菌が住んでいますが、普通はあまり悪さをしません。ところが菌の量が異常に増えたり、病気をおこす悪い菌が勢力を広げたりするとさまざまな不調を引き起こします。菌が増える原因は歯みがきなどお手入れの問題もありますが、口内の乾燥や口腔周囲の筋肉の衰えも関連します。

チェックの方法は舌の表面の汚れ具合（舌苔《ぜったい》）や範囲を調べます。鏡で舌を見てください。白い汚れが付着していたとしたら、それが舌苔です。舌の表面に付着している細胞だったり、食べかすだったり、はがれ落ちた粘膜細胞で、歯垢と同じ細菌の温床です。

舌苔が舌の半分以上になっていたら、細菌が異常繁殖していると考えてもいいでしょう。オーラルフレイルの可能性もあります。

●口腔乾燥

乾燥の主な原因は唾液の分泌量の低下です。老化にともない唾液腺そのものの働きが衰える（萎縮）こともありますし、抗ヒスタミン薬や降圧剤など多くの薬剤には唾液の分泌を抑える副作用があります。

唾液は口の中の潤いを保つのはもちろん、食物と混ざって飲み込みやすくしたり、抗菌作用がありますので、これが減ることは口の機能はもちろん、消化器官や全身の健康に大きく影響します。口腔乾燥の測定法はいくつかあります。自覚症状では見つけにくいのですが、舌をチェックするとわかるかもしれません。

通常、口の中は唾液で潤っています。ところが、唾液の分泌が少なくなると、唾液がネバネバしてきます。軽度の乾燥です。中等度になると舌の上に唾液の泡が見られるようになります。もっと重度では、舌が水不足の田んぼのように乾燥してしまっています。舌苔もそうですし、舌の状態を見ると、口の中の健康状態はかなりわかります。

もっとしっかりと乾燥状態を調べるために、口腔粘膜の湿潤度を数値化する測定器を使う歯科もあります。

口の中の乾燥もオーラルフレイルのひとつです。

●噛む力（咬合力）の低下

自分の歯を虫歯や歯周病で失うと、咬む力が大きく減ってしまいます。歯を抜けたままにしておくと、食生活にも変化が起こってきます。食欲が落ちる場合もあります。食べられる食物が限られてくると、栄養のバランスも崩れてしまいます。サルコペニアになって、全身の健康維持が難しくなるということです。

歯が抜けたら、ピッタリ合った義歯などを入れて噛み合わせを回復することをおすすめします。そうすれば、咬合力の改善が期待できます。

咬合力を数値化する機器も開発されていますので、そういう機器をもっている歯科医院で測定してもらうのもいいでしょう。

●舌やくちびるの運動機能の評価（オーラルディアドコキネシス）

「パ」「タ」「カ」をできるだけ早く繰り返して発声します。まず「パパパパパパ……」、次に「タタタタタ……」、最後に「カカカカカ……」。それぞれ五秒間でどれだけの回数が言えたかを記録します。それを五で割って、一秒当たりの回数を出します。六回を下回ると、舌やくちびるの運動機能が衰えている恐れがあります。「パ」は口唇の動き、「タ」は舌前方部の動き、「カ」は舌後部の動きを評価することができます。

●舌の筋力低下、飲み込む（嚥下、えんげ）機能の低下

食物をスムーズに取り入れていくためには、唇やその周囲の筋肉、舌などの連携が欠かせません。また、舌の筋力（舌圧）の衰えもフレイルと深く関係することがわかっています。舌圧の低い人は、食事の際にむせたり、食べこぼしたりしがちです。そのために十分な栄養摂取ができず、栄養不足に陥る危険性があります。

歯はもちろん、唇、口の周囲の筋肉、舌をうまく使って飲み込む力を維持することは栄養摂取の面でも、誤嚥性肺炎を予防する意味でもとても大事です。舌圧は専用の舌圧測定器が普及しつつあり、数値化が可能です。

飲み込む力を測る方法の一つに反復唾液嚥下テスト（ＲＳＳＴ）があります。

次のような手順でやってみてください。

1. 「のどぼとけ」に二本の指の腹をあてて〝ごっくん〟と飲み込む動作を繰り返します。

2. 嚥下が始まると、「のどぼとけ」は指を乗り越えて上方に動き、嚥下が終わるとまた元の位置に戻ります。

3. この嚥下運動が三〇秒間で何回できるか記録します。

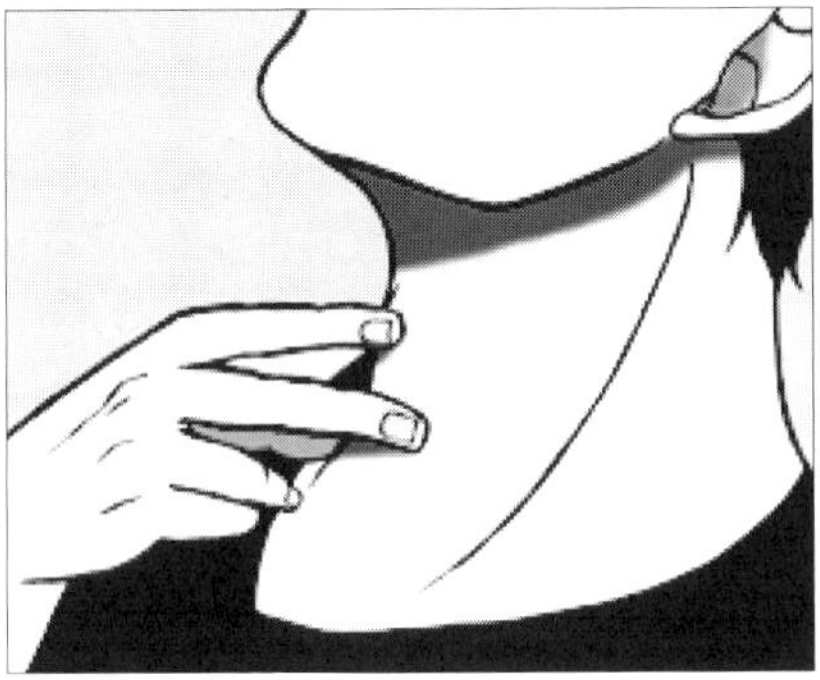

4. 三回以上なら一応安心ですが、二回以下なら要注意。嚥下する力が弱まっているかも知れません。

オーラルディアドコキネシスやRSSTは、測定に便利な「くちけん（口から健康アプリ）」という無料スマホアプリもあります。（iPhone・iPad・Android に対応）。

このアプリは桐生市歯科医師会が楽しみながら口の中の健康状態をチェックできればと開発したものです。マニュアルは、桐生地区口腔ケア研究会のホームページで見ることができます。ぜひ試してみてください。

もし結果が思わしくなくてもガッカリする必要はありません。回復、あるいは予防の方法はあります。

オーラルフレイルから遠ざかるには

口の機能の衰え「オーラルフレイル」が全身の健康を保つためのキーポイントになることと、その見分け方についてはおわかりいただけたと思います。次に出てくる疑問は、「オーラルフレイルを避けるにはどうすればいい？」ということだと思います。その対策はたくさんあります。その気になれば実行しやすいものですので、できることからお試しください。

☆オーラルフレイルを予防する

・自分の歯を大切にする

歯は単なる食べ物を咬み砕くだけにあるものだとは思わないでください。歯がなくなることで、さまざまな弊害が出てきます。たった一本の歯が抜けてしまっても、それが身体的フレイルのみならず、認知的フレイル、社会的フレイルの引き金になることもあります。

- 「噛む」ためには口の周囲全体の機能が必要

噛むとか食べるという行為は、歯ばかりではなく、口のまわりの筋肉や骨、舌など口全体の共同作業であることを認識してください。口全体を大切にすることです。

- 一日最低一回はしっかり歯磨きを

口腔のケアの基本です。一回のみならず、毎食後にも磨いたほうがいいのは当然ですが、もしも一回だけというなら、寝ている間に菌がなるべく繁殖しないよう寝る前にしっかりと磨くのがいいでしょう。

- 定期的な口腔内のチェック

かかりつけの歯医者さんをもって、定期的に検査を受けたり、歯垢がつきにくいように歯石の除去をしてもらったり、セルフケアの指導を受けるといいでしょう。何度も言いますが、歯垢は細菌たちの巣です。歯周病が広がり、さらには血管内に歯周病菌や毒素が入り込まないためには、歯垢のコントロールが必要なのです。

☆骨の目減りを緩やかにする

- あごの骨は最も影響を受けやすい

歯周病が進行すると、歯を支えていたあごの骨が溶けてしまいます。口腔の機能を正常に保つ上であごの骨の存在は貴重です。特に、閉経後の女性はホルモンの影響で骨がもろくなりがちなので注意が必要です。

- 舌フィットネス・唇フィットネスで口の機能を上げる！

歯科での「口腔機能低下症」の検査や自己チェックで「オーラルフレイル」の兆候がみえたら、すぐに対策が必要です。フィットネスクラブで運動を行うように「舌フィットネス・唇フィットネス」を実践しましょう。

オーラルディアドコキネシスで規定の回数に達しなかったら、口の中や周囲を巧みに、正確に動かす能力に黄色信号がともっています。対策には「早口ことば」が有効です。「生麦生米生卵」や、「隣の客はよく柿食う客だ」など、皆さんが昔から馴染みのあるもので構いません。これを毎日繰り返すことで舌の先端や根元、唇などを巧みに、素早く動かすトレーニングになります。
早口言葉が「俊敏性」のトレーニングなら、「筋力」を保つことも重要です。身体全体のトレーニングでも両方が大事なのと同じことです。歯科で可能な検査として、舌を上に押し上げる力である「舌圧」を測定する「舌圧計」も普及し始めています。

舌の筋力トレーニングとして取り組みやすいのはスプーンを使ったものです。
①大きめのスプーンを用意して、顔の前に縦にして構える
②舌を尖らすようにして、真っすぐ前に押し出す
③前に出した舌を押し返すようにスプーンで押す
④同じ要領で、舌を上に押し上げるのをスプーンで下に押し下げる、また左右に振る運動も同じように行う。
⑤①〜④を五回繰り返す。食前に行うと効果的

食物をかみ砕いて飲み込むために舌と唇は中心的な役割を果たしますが、実は肩や首も使っています。それらの筋肉があごの骨とつながっているからです。

「舌フィットネス」で舌圧を鍛えよう

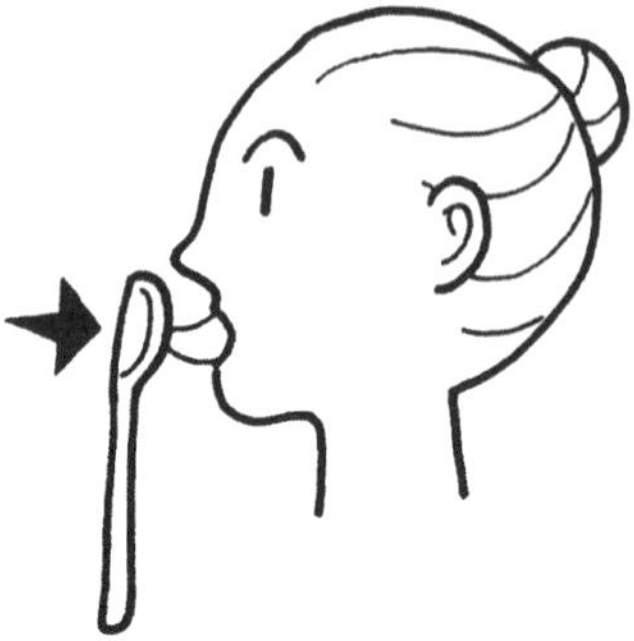

① 大きめのスプーンを顔の前に縦にして構える。

② 舌を尖らすようにして真っすぐ前に押し出す。

③ 舌を押し返すようにスプーンで押す。

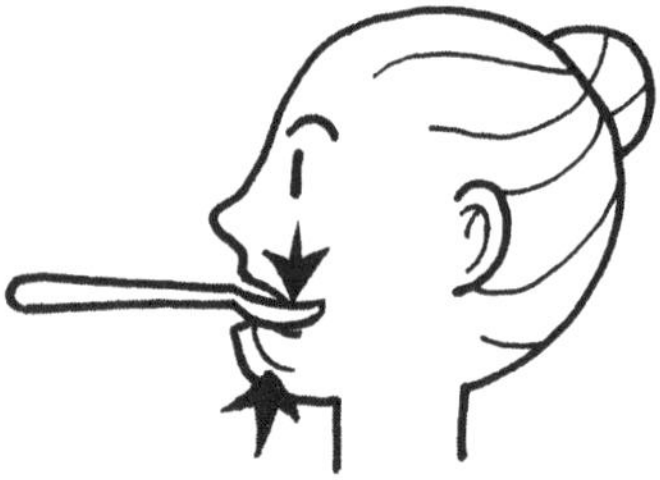

④ 同じように舌を上に押し上げるのをスプーンで下に押し下げる。

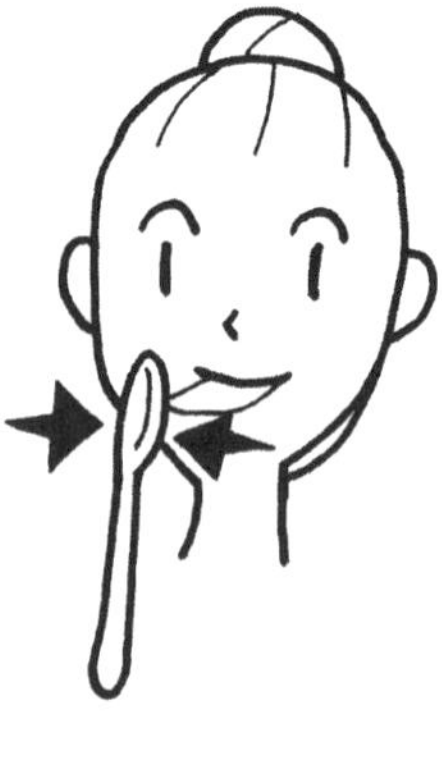

左右に振る運動も同じように行う。

ですから首・肩を含めて口の周囲をトレーニングするのも効果的です。それには「嚥下体操」や「あいうべ体操」などがあります。参考になる本が多数出ていますのでご覧になってみてください。

第六章

口腔内をしっかりとケアする

定期的な受診が何より大切なこと

あなたはどんなときに歯科を受診するでしょうか?

最近は定期的に歯科に通う人も増えましたが、まだまだ多くの人は痛みを感じるまで受診しようとしません。どうしても放置しておけなくなってから歯科医へ駆け込む、という方もまだいらっしゃるのが実際のところです。

まして歯ぐきがちょっと腫れているぐらいでは「様子をみていたら治るかもしれない」と受診しないかもしれませんし、歯磨きをしたときに出血したくらいでは病気とは関係ないと思ってしまうのではないでしょうか。

それが間違いであることは、ここまで読んでいただいたあなたなら理解してくださると思います。出血がある時点で菌が大量に繁殖していて歯周病は現在進行形ですし、菌や毒素が血液中に入り込んで、体のあちこちで慢性炎症を起こし大きな病気の原因を作り出しています。認知症やうつ病のリスクも上がります。

たかが歯と軽くみていては、後から大変なことになってしまうのです。

ぜひ、定期的に歯科の検診を受けることをおすすめします。口の中の健康は、治療ではなくて予防が大切だからです。トラブルが起こってからでは、健康な歯は取り戻すことができません。

もちろん入れ歯やインプラントで補うことはできますが、ご自分の歯とは比較できません。もっと歯を大事にしておけば良かったと後悔しても後の祭りです。

定期的な受診のメリットの一つは、虫歯や歯周病を初期の段階で発見できることです。初期の段階では虫歯も痛むことはないし、冷たい水がしみることもありません。歯周病もかなり進行するまで自覚症状がないのが普通です。それ以前の段階で異常が発見できれば、治療は簡単になります。何度も通うことはないし、複雑な治療もしなくてすみます。

そしてもっと大きなメリットは、お口のお手入れはもちろん、生活習慣などを含めて自分がより健康になるためには何をしたらいいかアドバイスをもらえることです。

健康診断は毎年受けているけれども、歯の検診は何年も受けてないという方は多いのではないでしょうか。口の中の病気は命に関わらないと思われているからでしょうが、口の中の問題が心臓病や糖尿病、認知症、うつ病などにつながるのは繰り返しお話していることです。

歯垢を放置しておくと、それが石灰化して歯石となります。歯石になるとブラッシングだけでは除去できません。そして、歯石は表面がデコボコしているので、細菌がつきやすく歯周病悪化のもとです。

歯石は歯科医師や歯科衛生士といった専門家でないと除去することができません。定期的にプロによる機械的な歯面クリーニングを受けて、歯の表面と歯根面をなめらかに整え、歯石や歯垢をつきにくくするのは歯周病の管理にとても有効です。

口の中が健康であるかどうかが全身の健康にかかわってくることを知っていれば、定期的に口の中をケアしようと思えるはずです。義務的にケアをするのではなく、なぜそうしなければならないかの理由をきちんと知っておくことも必要だと思います。

何度も言いますが、口の中のケアを怠れば、口の中で歯周病菌が繁殖します。歯周病になるばかりではなく、それが血流に乗って全身に広がり、認知症やうつ病、心臓病、糖尿病、がんなどさまざまな難しい病気の原因となるのです。そのことをしっかりと認識した上で、口の中のケアを心がけていただければと思います。

歯磨きをサボることの大きな代償

歯を磨かないと全身にどんな悪影響が及ぶか、アメリカとドイツで行われた実験を紹介します。

まずは、アメリカのインディアナ大学での実験です。対象としたのは、無治療の虫歯も歯周病もない健康な二四歳の若者五〇人です。彼らに三週間、歯を磨かずに過ごしてもらいました。どうなったでしょうか？

歯の表面に付着している細菌の塊であるプラークは増加し、実験開始前は見られなかった歯肉の軽度の炎症を起こしている人もいました。そして、五六パーセントの人は歯周病菌の細胞が壊れたときに出てくる毒素であるエンドトキシンの平均血中濃度が、健康な人ではあり得ないレベルまで上がったのです。

この実験結果は、三週間も歯を磨かないでいると口の中に歯周病菌が繁殖して、歯周病を発症させると同時に、第一章でもお話ししたように、歯周病菌の出す毒素が血液内に侵入して全身を巡ることを示しています。歯周病菌が破壊されたときに、歯周病菌の内部にある毒素が飛び散って、血液中に広がります。

そのため、エンドトキシンの血中濃度が高まったと考えられます。それにしても、試験前の濃度と比較すると十倍にも跳ね上がっています。健康な人ではあり得ないレベルというのは恐ろしい限りです。くどいようですが、わずか三週間でこれほどのことが起こるのです。歯周病を軽く見る危険性をわかっていただけるかと思います。

次にドイツのハノーバー医科大学での実験です。二三歳の若者三七名を集めてインディアナ大学と同様に実験が行われました。違うのは、ハノーバー大学では動脈硬化の目安となる数値を測定したことです。歯を磨かないことと動脈硬化とは関係があるのかということを見ようとしたわけです。

すでに歯周病と動脈硬化とは関係が深いというお話をしましたので、結果はおわかりになると思います。歯磨きを中断している間、動脈硬化のマーカーは上がり続けました。そして、歯磨きを再開したとたんに、元のレベルまで下がりました。口腔内に歯周病菌が繁殖して、それ自体や毒素が動脈硬化の引き金になったと考えられます。

たかが歯磨きです。しかし、それをおろそかにしていると、大きな病気を引き起こすことにもつながります。

しかし、ただ歯磨きをすればいいということではなくて、磨き残しがあると、そこに細菌が集まってバイオフィルムを作ります。歯と歯が重なったところ、奥歯の噛み合わせの面、抜けた歯のまわり、歯と歯ぐきの境目、歯と歯の間が磨き残しやすいところです。

毎食後に歯磨きをしていても歯周病になる人もいます。そういう人は磨き方に問題があることが多いです。クチの中の状態は歯並び一つとっても人それぞれですし、治療状況によっても違います。お手入れが難しい場所も一律でなく様々です。ぜひ歯科医院でご自分に合った歯磨きの方法を指導してもらい、さらにそれが継続できているか定期的にチェックを受けることをおすすめします。

いつ磨くのか？　どう磨くのか？

「一日に何回磨けばいいの？」とブラッシングの回数を気にする方もたくさんいます

が、回数が多ければそれでいいかというと、必ずしもそうではありません。

歯を磨く一番の目的は、歯周病菌そのものである歯垢を確実に除去することです。一日一回の歯磨きでも良い状態を保つ人がいる一方で、毎食後磨いていても歯周病が治らない人もいるのは恐らく「磨いているけど磨けていない」という状態なのです。「いつ磨いたらいいの？」ということであれば、最重要なのは就寝前の歯磨きです。唾液には殺菌作用があって歯周病菌の繁殖を防いでいますが、寝ているときは唾液の分泌が減りますので細菌が活発になり歯垢が作られるリスクも高まります。

ですから、就寝前に歯をきれいにしておくことが大切なのです。ところが、すでに作られている歯垢を確実に除去するのは簡単ではありません。ブラシの種類によっても歯垢の取れ方は違います。ブラッシングも、長い間の癖があって、間違った方法でやっている方もいます。専門家にしっかりと指導と管理をしてもらってください。そのほうが、効果は確実に出ます。

一一三頁でも書いたように、デンタルフロスや歯間ブラシなどの使用は必須といえるでしょう。アメリカではテレビドラマにも普通に登場するなど、デンタルフロスを使うことが習慣化されています。しかし、日本では一般の人たちへの普及はまだ十分とはいえません。

慣れないうちはうまくできないかもしれませんが、鏡を見ながらやり続けていると、徐々に使いこなすことができるようになります。最初は歯科で指導を受けてから始めるのがいいでしょう。

慣れてしまえばそれほど手間のかかることではありません。それだけのことで口の中と全身の健康を維持できるなら、「面倒だ」などとは言っていられませんよね。毎日のちょっとしたことが大きな別れ道になることがあるのです。

歯周病を自己診断してみよう

口の中の健康を守る上で、私が一番大切だと思っているのは、もっと口の中に関心をもつことです。あまりにも無関心な人が多いと感じます。

歯を失ってから「もっと大切にしておけば良かった」と後悔する人がたくさんいます。でも、失ってからでは遅すぎます。入れ歯やインプラントの技術がずいぶんと進歩しましたが、それでも自分自身の歯とは違います。神様の作った天然の歯に勝るものはないのです。

毎日、口の中を鏡でよく見ている人はどれくらいいるでしょうか。恐らくとても少ないと思います。でも実は、口の中にはさまざまな健康情報があるのです。口の中をのぞく習慣を持つことは大きなメリットがあります。

「リンゴをかじると歯ぐきから血が出ませんか？」というのは有名なＣＭのキャッチコピーですが、これは意外にも、かなり正確な歯周病発病の目安になります。

ここでは歯周病の進行の度合いを自分で大まかにチェックするポイントをお話しします。

★健康な歯肉

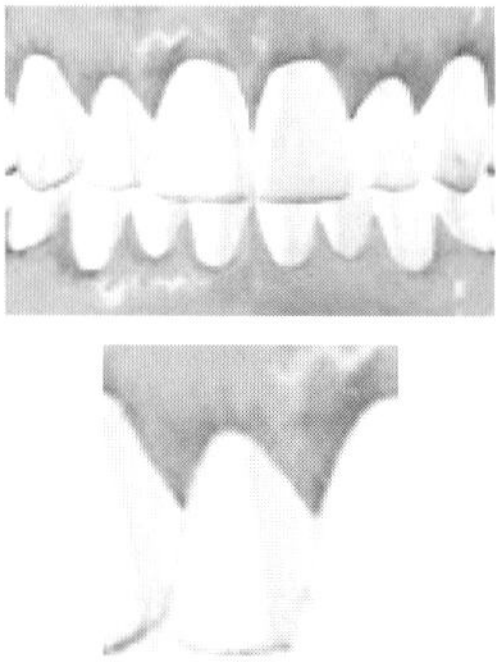

★健康な歯肉
色は明るいピンク色で歯と歯の間の歯肉（歯間乳頭といいます）は三角形に引き締まっています。ブラッシングはもちろん、多少のことでは出血などしません。

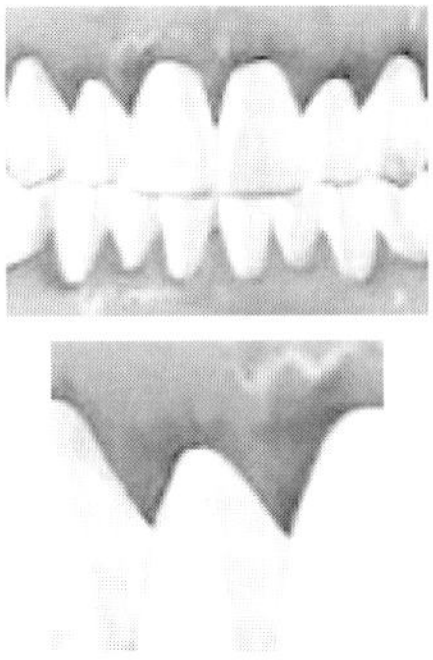
★初期歯周炎（歯肉炎）

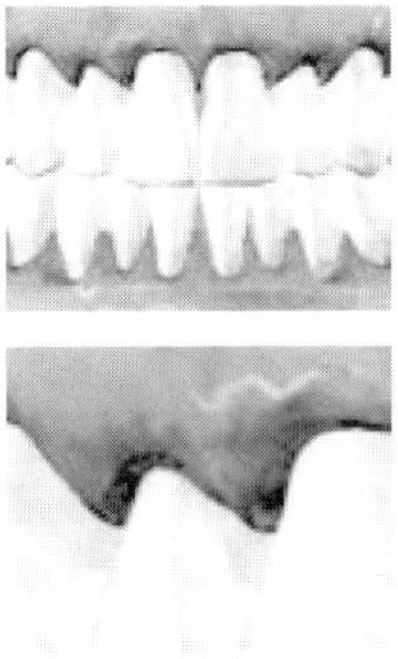
★中等度～重度歯肉炎

★初期歯周炎（歯肉炎）

ブラッシングで歯垢（原因菌）が十分に除去されないと歯周病が始まり、歯ぐき（歯肉）が腫れてやや暗い色調になってきます。歯間乳頭が炎症のため丸みを帯びてくる時期です。

この時期に出てくる主な症状は、

- 歯を磨いたときに歯ぐきから出血することが多い。
- 奥歯に小指を立ててかきとると、白っぽいものがつく
- 朝起きたとき、口の中が粘ついた感じで不快。

などです。恐いのは「痛い、腫れた」などの強い自覚症状が一切無いということで、あなたが気づかぬうちに歯周病は静かに、そして確実に進行してゆ

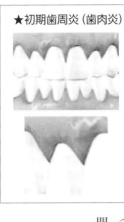

きます。これを防止するには定期検診が最も効果的です。

★中等度～重度歯周炎

歯周病の原因菌が歯肉の奥深くに入り込み、歯を支える骨（歯槽骨）を溶かしていきます。支えを失った歯肉は下がりはじめ歯根が露出してきます。

- 歯ぐきがムズがゆい感じがする。
- 歯と歯の間に、よく食べ物がはさまる。
- 歯ぐきに痛みがある。歯が浮いたような感じがする。
- 鏡で見ると、歯が以前より長くなったように見える。
- 口臭があると親しい人に言われた。
- 水を飲むと、歯や歯ぐきがしみて痛い。
- 歯ぐきを押すと、くさい膿が出ることがある。
- 手で押すと、歯がグラグラする感じがある。
- 歯がぐらついてしまい、食べ物を噛みきれない。

ここまで進んだ段階で初めて強い症状が現れ、歯科を受診したときには回復困難な状態になっていることも少なくありません「ちょっと怪しいかな」と思ったら歯科医院でチェックしてもらうとよいでしょう。

朝起きれば、歯を磨いて顔を洗うだろうと思います。そのときに、口を「イー」と横に開いて前歯をしっかりと見てみましょう。それから大きく口を開いて奥歯を見ます。上を向けば上あごの内側が見えます。

舌を出して状態をチェックします。舌苔がたくさんついているようだと口腔内の状態が悪いことが予測され、健康とは言えません。口の中には全身の健康状態が現れます。見ているうちにさまざまな発見があるはずです。

どうぞ、日ごろから口の中にもっと関心をもっていただければと思います。

「あなたの歯周病」の真犯人を突き止める方法

歯周病の原因が細菌であることが明らかになったのは一九六〇年代を迎えてからで、

本格的な歯周病研究の歴史は六〇年くらいということになります。しかもそこからすぐに研究が順調に進んだわけではなく、歯周病菌に関する情報はなかなか増えませんでした。これは歯周病菌の大部分が、酸欠状態の歯周ポケット奥深くに棲みついている酸素を嫌う菌なので、栄養分を与え、数を増やして（培養といいます）菌の種類を特定することが酸素の豊富な普通の環境では難しかったのも理由のひとつでした。

歯周病が全身に悪影響を与えていると言われるようになったのは最近のことで、全ての歯科でそういう前提に立って診療しているかというと、ちょっと不安があります。まして、一般の皆さんにとってはそんな話はまだまだ馴染みが薄いことでしょう。でも、この情報を「常識」に変えていくことが、私たちの社会の健康レベルを押し上げるには不可欠なことだと確信しています。

歯周病研究の重要課題のひとつは、どんな菌が歯周病の進行に主要な役割を果たしているか明らかにすることです。歯周病は、たとえば赤痢のように一種類の細菌が引き起こす病気ではなく、多くの菌による複合感染ですから、その病巣からは多種多様な菌が検出されます。しかし一〇年ほど前までは、先ほどお話ししたように研究設備

Pg菌を首領とするレッドコンプレックス

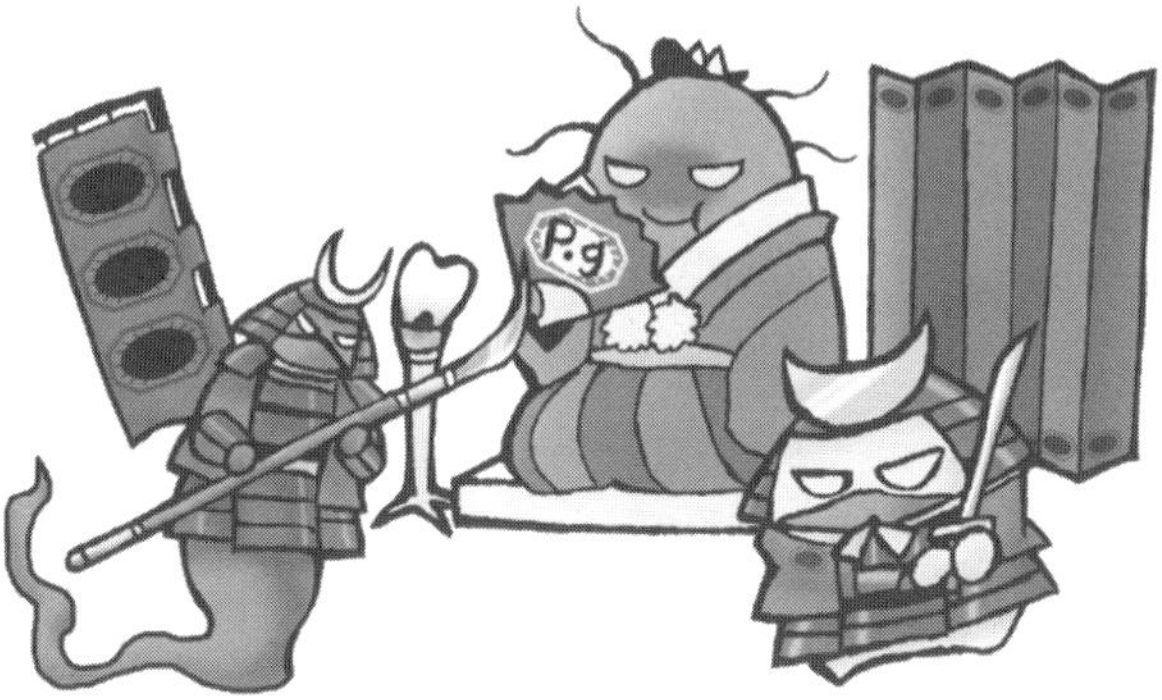

歯周病の悪化に深く関わっている3種類の悪玉菌

が整った大学など以外では歯周病菌の種類を調べることがとても困難でした。

ところが今では研究室だけでなく、私の医院のような普通の臨床の現場でも口の中でどのような菌が繁殖しているかチェックできるようになったのです。

それがリアルタイムＰＣＲ法という検査です。口腔内から唾液や、歯周ポケットからしみ出る液などを採取して、そこに含まれている歯周病菌の遺伝子を増幅して検出するのです。簡単な手技で非常に高い精度で細菌の種類と量がわかるようになり、臨床現場での大きな武器となっています。

リアルタイムＰＣＲ法などの進歩により、これまで何度か登場しているＰｇ菌を首領に戴く中心的な三種類の菌が歯周病の悪化に深く関わることがわかりました。

レッドコンプレックスと呼ばれる菌たちです。私の医院ではこの三種にさらに二菌種を加えて五種類の菌をリアルタイムＰＣＲ法で調べています。

どんな細菌が繁殖しているかわかれば、その菌に最も効果のある抗菌剤を効率よく使うことができます。これまでの一般的な（そして今も全国のほとんどの歯科で行われている）歯周治療は、一般的な歯周病の原因菌を「だいたいこの辺だろう」と予測して行われています。

服でいえば既製服のようなものですね。吊るしのジャケットにもいくつかのサイズはありますが、肩幅はちょうどでも袖丈が合わないなどはよくあることです。

ある注文服の専門家にこのあたりの事情をきいたところ、

「既製服は数を売りコストを下げるために最大公約数的な作り方をします。また店頭で見栄えがすることが売れるための絶対条件なので、マネキンに着せたりハンガーに吊るしたりしたときにいちばん綺麗に見えるようなシルエットが求められます」

とのこと。

実際に身に着けたときにぴったり合った最良の着心地を求めるなら、生地選びから採寸、縫製まで細心の注意を払ったフルオーダーのスーツに勝るものはありません。

身体のサイズが人それぞれであるように、歯周病菌の感染状態も患者さんごとに違います。リアルタイムPCR法でその人に感染している歯周病菌をしっかり調べて、ターゲットを狙い撃ちする治療法はテーラーメイド、フルオーダーの治療法です。どちらの効果が高いかは、私がご説明するまでもありませんね。

3DSは日米の最先端治療法

ブラッシングやクリーニングは予防という点ではとても効果を発揮します。しかし、すでに細菌が増殖してしまっていて、深めの歯周ポケットが形成されていると、それだけでは不十分です。歯周基本治療と呼ばれる歯根面への処置とともに、薬物療法を併用するのはとても効果的な一手になります。そこで菌の種類が特定されていれば、どんな薬が最も有効かがハッキリするのです。

薬物療法には二つの方法があります。ひとつは飲み薬を使う内服療法、もうひとつが患部だけに作用させる局所療法。どちらも効果は期待できますが、同時に注意が必要な点もあります。

局所療法については、口の中は唾液で常に洗い流されていますので、通常の投与方法では薬剤の濃度がすぐに低下してしまい十分な効果が出ません。

こうした弱点を補う方法はないものか、最先端の研究者たちは頭をしぼりました。そしてでき上がったのが3DSという治療法です。どこかのゲーム機の名前のようですが、正式には「Dental Drug Delivery System」といい、直訳すると「歯に薬を直接届ける治療システム」となります。鶴見大学の花田信弘教授が考案したものですが、実はアメリカでもほぼ同様のシステムが開発されており、やはり目をつけるところは洋の東西を問わないのだなという思いです。

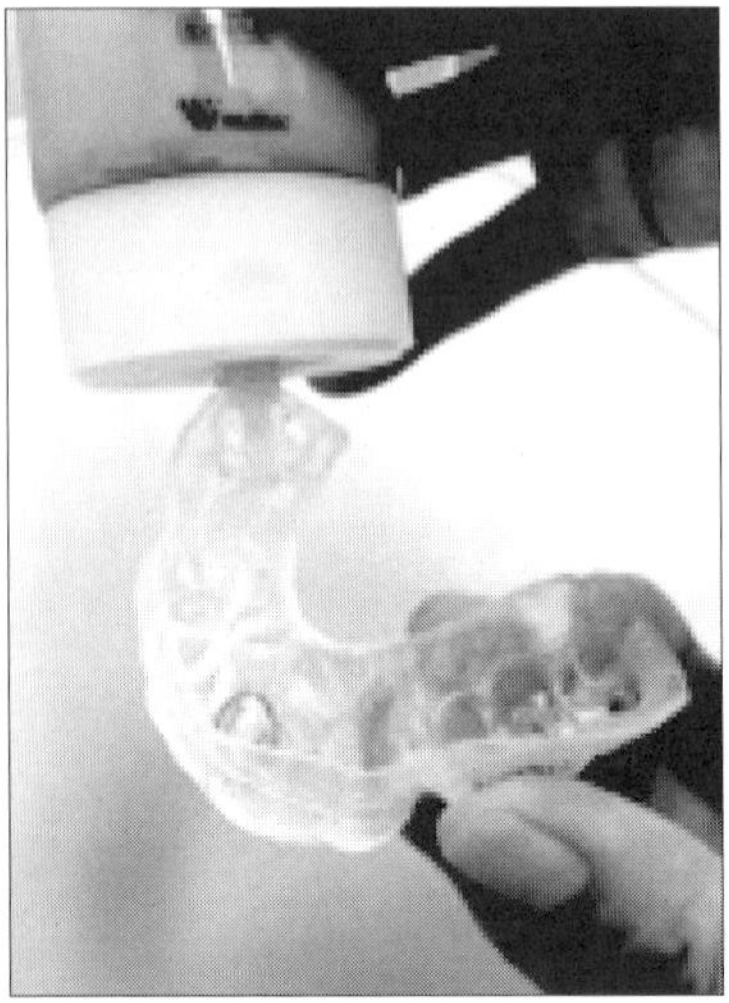

患者さん専用のカスタムトレー（マウスピース）を製作し、そこに薬剤を注入して

装着します。マウスピースですから歯と歯ぐきにしっかりと密着します。患部だけに作用しますし、唾液で濃度が薄まることもありません。

リアルタイムPCR法で調べた結果に応じて、薬剤を選ぶこともできます。患者さんの口の中の状態に応じた薬物治療を患部に集中して行うことができるのです。

「マウスピース、ずっとつけっぱなしなの？」と心配されるかもしれませんがご安心ください。基本はご自宅で一回十分、一日に二回ほど行うだけでよく、歯科医院に長時間滞在することはありません。

歯周病対策の一番の基本はブラッシングで歯垢（歯周病菌）を物理的に除去することですが、全ての方が歯垢を完璧に除去できる「歯磨き名人」という訳ではありません。右利きの方は右側の奥歯の裏側など、どうしても苦手な場所があるものです。

3DSは歯の表側も裏側も、歯の間もまんべんなく薬剤が作用しますので歯磨きテクニックを補ってくれます。中等度〜重度の歯周病の歯周基本治療に併用の場合はもちろん、軽度の場合や予防のためにもぜひ3DS治療を受けることをおすすめします。

内服療法からさらに発展した総合的対策を目指して

いっぽう、内服療法はどうでしょうか。重度の歯周病には、繁殖している歯周病菌に有効な抗菌薬を内服していただくことが効果的です。抗菌剤に変わるサプリメントなどもいくつか候補に上がっていますが、現時点ではこの方法が最も確実といえます。ただ内服の場合、薬剤の大部分が消化管から吸収されますから腸内環境ほか全身に影響を与えます。口の中の歯周病菌を除去できても、腸内細菌のバランスが崩れないように配慮が必要です。

私の医院では、ブラッシング指導や歯石除去などの局所療法、３ＤＳによる局所薬物治療に加えて、抗菌剤の内服療法とオリジナルの腸内環境対策を併用しています。具体的には第三章でお話しした、消化管細胞や善玉菌を保護したり、悪玉菌や歯周病菌を抑制したりするグルタミンやラクトフェリンを抗菌剤服用の前後に四週間ほど摂取していただくことで腸内環境への影響を最小限にとどめることを目指しています。

ただし、この一連の治療法で歯周病の進行がストップし、回復に向かったとしても患者さんの体質や生活習慣が変わらなければ、一時的には良くなってもまた再発するリスクはぬぐいきれません。歯周病菌を除去すると同時に、それ以後の口の中の、そして全身の健康が維持できるような対策が必要です。

せっかく3ＤＳで歯周病菌を除去したのに、「これで大丈夫」と甘いものばかりを食べたらどうでしょうか。また歯周病菌が繁殖してしまいます。

そこで私がこの本で繰り返しお話ししている「クチの中を良くすることで全身の健康を獲得する」ために、第七章で詳しくお話しする「オーソモレキュラー医学」をこのオリジナル歯周治療に応用することで、患者さんに最適な健康状態（オプティマル・ヘルス）を目指していただくアドバイスを行っています。

血液検査から潜在的な栄養不足を洗い出し、歯周組織の治癒能力や生活習慣病のリスクに対して総合的な対策を提案しています。

口腔の不調を改善するだけに留まらず、真の健康やアンチエイジングが目標となるのです。

これから注目のHGHサプリメントとは何か

私はこれまで歯周病と全身状態の改善のために様々なサプリメントを使ってきました。抗菌作用や抗酸化作用を発揮するサプリメントや、免疫力の賦活効果のあるサプリメントは歯周病菌とそれが生み出す毒素などに対して一定の効果があることを突き止めました。

そして今、私が注目しているのが「ヒト成長ホルモン（HGH）」に関わるサプリメントです。

この製品はもともと、歯周病をターゲットにしたものではありませんでした。本来はアンチエイジングや美肌を目的として作られたものです。

成長ホルモンはその名前の通り、体の組織の分化・成長・修復に欠かせないホルモンです。ところが成長期を過ぎてしまうと体内での分泌量は急速に減少し、四〇歳代ではピーク時の半分程度になってしまいます。この成長ホルモンの生成を促す成分を摂取することで治癒力や免疫力を高めて、若さや健康を維持しようというのが開発者

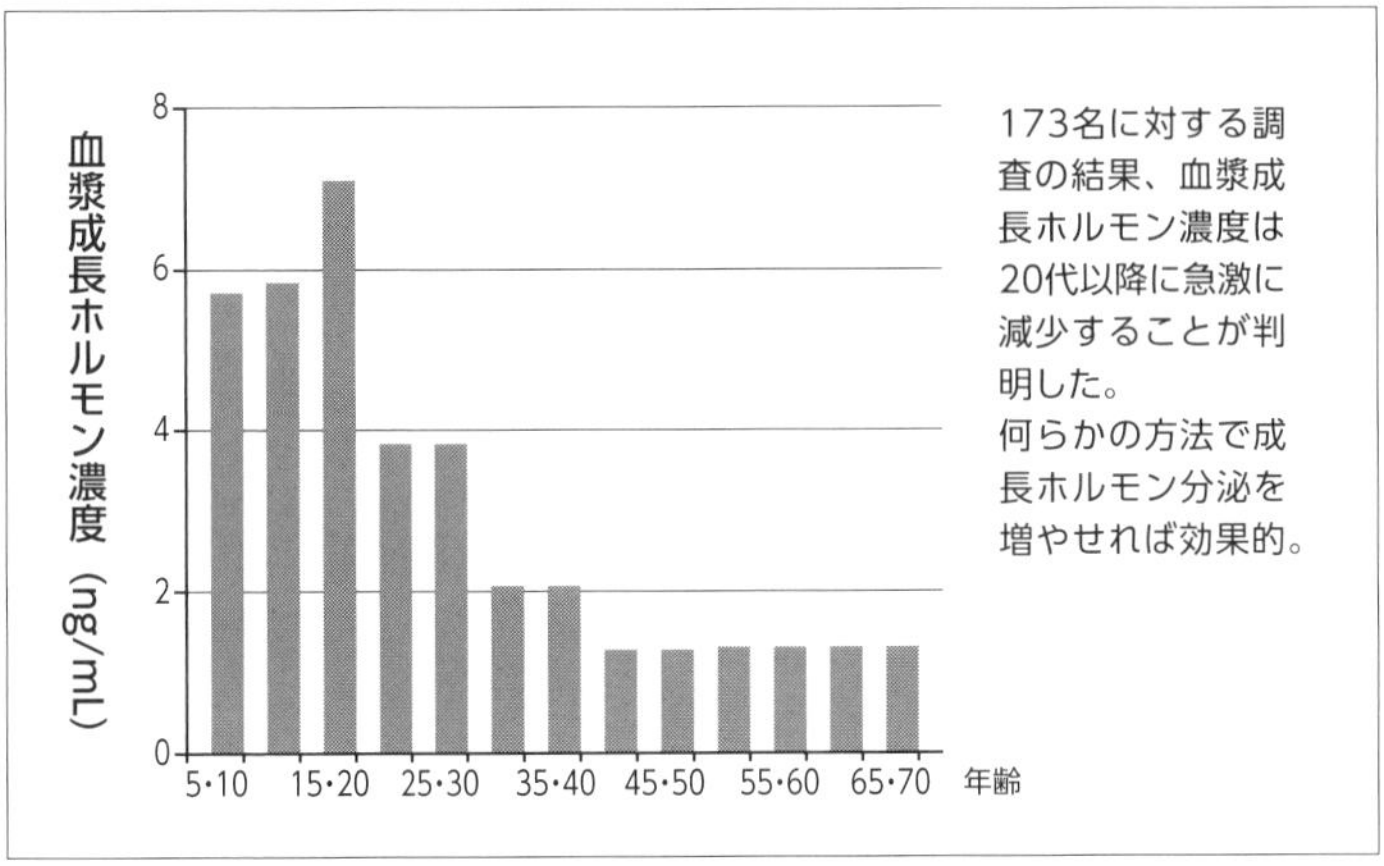

173名に対する調査の結果、血漿成長ホルモン濃度は20代以降に急激に減少することが判明した。
何らかの方法で成長ホルモン分泌を増やせれば効果的。

の意図でした。

この製品の大きな特長はペーストタイプだということです。いきなり飲み込むのではなく、しばらく口に含んでからゆっくり飲み下すことで、消化管を経由せず口腔内の粘膜から直接吸収されることも期待しています。

狭心症の特効薬ニトログリセリンが飲み込むのではなく「舌下錠」であるように、口腔粘膜はとても吸収力の高い場所で、豊富な血管を介して速やかに血中に入ります。

飲み込んだペーストも、もちろん消化管経由で吸収されていきますが、その前の段階で吸収が始まるのです。

このサプリメントの話を聞いたとき「口の中に入れておくのだから、歯周病にも何らかの効果が

抗老化療法としてのHGH補充の効果

- 使用開始後6カ月で、運動なしで筋肉量が平均8.8%増加。
- 使用開始後6カ月で、ダイエットなしで脂肪量が平均14.4%減少。
- エネルギーレベルの向上。
- 性的能力の改善。
- 加齢と共に萎縮する心臓、肝臓、脾臓、腎臓その他の臓器が再成長。
- 心拍出量の増加。
- 免疫機能の向上。
- 運動能力の上昇。
- 腎臓機能の改善。
- 血圧の低下。
- コレステロール値の改善：HDL値の上昇とLDL値の低下。
- 骨の強化。
- 傷口の早期治癒。
- 肌が若返り、きめ細やかになる。
- 髪の再生。
- しわがなくなる。
- コラーゲン合成・修復力の向上。
- セルライト（脂肪、水、老廃物から成る物質）の除去。
- 視力と聴力の回復。
- 気分の高揚。
- 疲労感や老化に伴う躁鬱感の除去。
- 記憶力の改善。
- 睡眠の質的改善。

上記は、「臨床内分泌学と代謝」誌（J. of Clin Endocrinology and Metabolism）83(2),p.382に掲載された論文「成人における成長ホルモン欠乏と成長ホルモン補充の効果」（ダニエル・ラドマン（Daniel Rudman）博士の所見をキャロル・P. クライスト・E(Carroll P. Christ E)とThe Growth Hormone Reserch Society Scientific Communityが検証した結果をまとめたもの）の転載。

あるのではないか？」とひらめきました。抗菌性のある物質も含まれているので期待できると考えたのです。

開発した会社の方も「歯周病と多くの生活習慣病との関係」には関心を寄せていましたので、このサプリメントがアンチエイジングと同時に歯周病に効果があれば理想的ではないかと、私が研究デザインを担当する形で共同研究がスタートしました。

生体への吸収率の比較

1. タブレット：10%
2. カプセル：20%
3. ソフトジェル：30%
4. 皮膚からの経皮：45%
5. 舌下（液体）：50%
6. 筋肉注射：90%
7. 舌下（ミスト）：95%
8. 静脈注射：100%

「これは期待できる」サプリメントの効果

まずは、このサプリメントを口に含んでしばらくしたあと、口腔内のＩＧＦ－１という物質を測定しました。口腔内の損傷の改善や歯や骨、歯ぐきなど組織を再生するには、成長ホルモンが分泌される必要があります。歯周病を含めて口の中の健康を守るために必須のホルモンです。ＩＧＦ－１の量を測定すれば、成長ホルモンが増えているかどうかをチェックできます。

成長ホルモンは、ＩＧＦ－１という物質を生成しながら増加するのです。

ペースト状のサプリメントをとる前後で比較すると、唾液中のＩＧＦ－１の量は確実に増えていました。成長ホルモンの分泌を促していることがはっきりとしたのです。若返りには成長ホルモンは不可欠ですから、全身の若返りを促しつつ口腔内の健康も取り戻してくれるなら有り難い限りではないでしょうか。

「これは期待できる」

胸が高まりました。

次に、実際に歯周病菌がどうなるか調べてみようということになりました。これまで何度か登場したＰｇ菌がリーダーの、いわゆるレッドコンプレックスと呼ばれる歯周病の原因菌の量をサプリメント摂取前後で比較すると、菌種によっては大きく減少することがわかりました。歯周病にも効果が期待できる結果が得られたことになります。

最後に患者さんにアンケートを取りました。多くの人がこのサプリメントを使うことで、口臭がなくなった、歯ぐきの腫れが良くなった、歯のざらつきがなくなった、口の不快感が減った、口の渇きが気にならなくなった、口の中のねばつきが改善したと答えてくれました。非常に好感をもってこのサプリメントを受け止めてくれたようです。

開発段階で意図された使い方ではありませんが、このサプリメントは歯周病の患者さんにとって有益だと、おおいに勇気づけられる結果を得ることができました。たとえば、3DSでいったん歯周病菌をきれいに取り除いておいて、その後はこのサプリメントをとることで、繁殖を抑え込むというような使い方ができます。もちろん歯周病予防にも効果的でしょう。

また傷の治癒能力を高めるのにカギとなる線維芽細胞を元気にする効果もありますので、インプラント手術の前後に摂取することで成功率をより上げることも期待できます。

さらにアンチエイジングや免疫力を高めることもわかっていますので、全身の健康に一石二鳥、三鳥という訳です。

歯周病とサプリメント、これまで接点の少なかった分野に一石を投じることができればと思っています。

第七章

細胞一つひとつの栄養バランスを整えるオーソモレキュラー医学

生活習慣病に「生まれつき」はない

現代人は、なぜ生活習慣病になるのでしょうか？　持って生まれた遺伝的な側面が全くないという訳ではありません。しかし、この分野の専門家の間では

「遺伝子が決めていて本人にはどうにもできないのは、せいぜい四分の一」

というのが一致した見解です。

それを示す端的な例が、北アメリカ西部に暮らすピマという原住民の状況です。

インディアンの一部族である彼らはかつて、他の部族と同じくアメリカ西部の大草原で自由に暮らしていました。ところが西部開拓の波にのまれ、現在はアリゾナ州にあるアメリカ合衆国が管理する「インディアン居留区」で暮らしています。

「居留区」というと窮屈なイメージがありますが、裏を返すとルールを守っていれば生活の心配のない、安全な場所です。日々の暮らしのためにあくせくする必要は余り

ありません。当然、彼らは現代アメリカの便利な生活を享受しています。食事もフライドポテトやハンバーガーにイメージされるアメリカ式のものです。

彼らの生活習慣病の現状は驚くべき状況を呈しています。州立病院には高血圧や数種類のがん、関節や筋の損傷などで多くのピマの人々が押し寄せており、とりわけ驚くのは、居留区のなんと六割もの人が糖尿病だというのです。これは同じ環境に暮らしている白人など他の人種と比べても非常に高い比率です。

「彼らには何か体質的な問題があるに違いない」

専門家が調査に乗り出しました。その結果、問題が発覚しました。彼らの部族は「肥満遺伝子」という太りやすい体質になる素因を持った人の割合がかなり高いことがわかったのです。

「なんだ、やっぱり生まれつきの体質じゃないか」

あなたはそう思ったことでしょう。ところがその後、遺伝ならどうしようもないと片付けることができない、驚くべき事実が明らかになったのです。

アリゾナに住むピマをいわば本家とすれば、その南にある国境を越えたメキシコ・

シエラネバダ山脈の奥深くにピマの「分家」が暮らしています。

彼らは千年ほど前にアリゾナの本家と別れ、ここに棲みついたとのこと。現在の人口はわずか七〇〇人ほどです。

分家の調査を担当した研究者は「元をたどれば同じ種族なのだから、きっと同じような生活習慣病に悩んでいるだろう」と考えましたが、その予測は大きく裏切られることになるのです。

分家の人々の体重は本家と比べると平均六〇ポンド（約二七kg）ほど軽く、先ほどあげた生活習慣病にかかっている割合もずっと低いという状況だったのです。大部分の人はとても良い健康状態でした。

これはいったい、どうしたことでしょう？

さらに調査を進めていくと、徐々に真相が明らかになっていきました。分家の人々が暮らしている環境には電気はもちろん、上水道もありません。ですから洗濯は川で手仕事となりますし、トラクターなどの耕作機械もありませんから、農耕も人力と家畜に頼る生活です。

つまり日常生活で体力を使う機会が本家に比べてはるかに多いということになりま

す。実際、彼らは週に二二時間もの高負荷の肉体労働をこなしていているとのこと。つまり普段から体を良く動かし運動不足ではないということです。

そして食事ですが、本家は現代アメリカ式の小麦粉や白砂糖など精製された糖質と、あまり質の良くない脂質を多く摂っているのに対し、分家は丸ごとの野菜や未精製の穀物（しかも品種改良などを受けていない原種に近いもの）が中心の食生活でした。

本家と分家、集団としてみれば持って生まれた体質、つまり遺伝子は全く同じです。それなのに生活習慣病の状況は全く違う。これは食事や運動などのライフスタイルの違いから生まれたものだったのです。

いわば「環境は遺伝子を凌駕する」といってもいいでしょう。その中心的な部分を担うのが食事・栄養なのです。病気を遠ざけ、本当の健康を手に入れて人生を楽しむために一番必要なことは、病気になってからクスリを飲むことではありません。より高いレベルの健康を目指して毎日の食事と栄養を考えていきましょう。

最適な健康を手に入れる「オーソモレキュラー医学」

「本当の健康を手に入れるためには食事・栄養を避けて通ることはできない」

私はそう考えるようになってから栄養学の勉強を始め、それと並行して様々な種類のサプリメントを試していきました。

しかし、何か今一つスッキリしない思いを感じていました。

「どんな問題があるときに、どのような栄養素を摂ればいいのか基準がわからない。効果を測る方法もはっきりしない。これでは患者さんに自信をもって勧めることができない……」

こんな悩みを抱えていたときに出会ったのが「オーソモレキュラー医学」でした。

オーソモレキュラー医学（Orthomolecular Medicine）は一九六〇年代にノーベル化学賞・平和賞を受賞した、二〇世紀で最も重要な科学者の一人といわれるライナス・ポーリング博士が提唱したもので、現在では欧米はもちろん、日本でもこの栄養

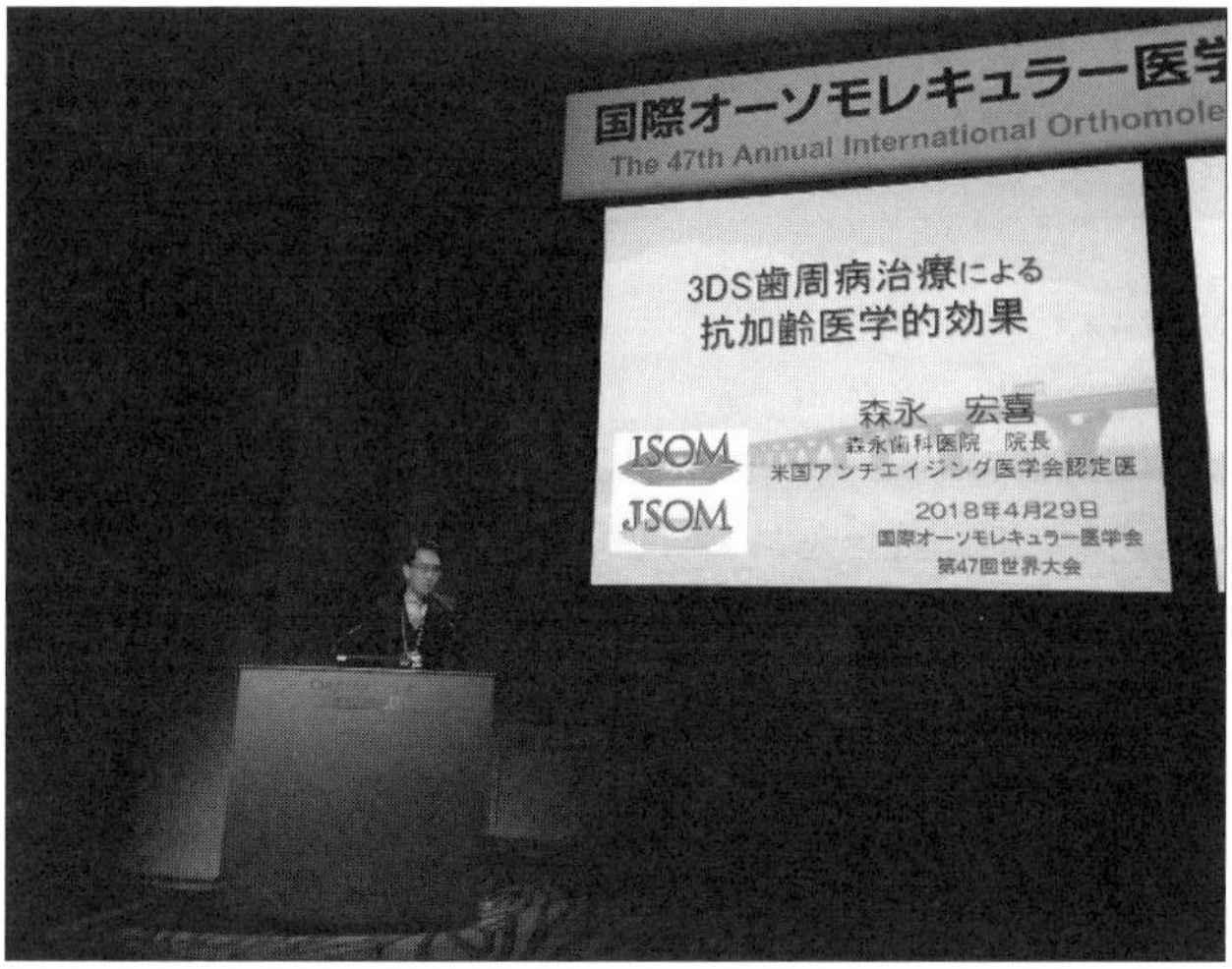

国際オーソモレキュラー医学会世界大会で研究成果を発表する著者

医学に取り組むドクターが徐々に増えています。

この理論に接して、まずそれを自分自身や家族に試してみたところ非常に納得のいく結果が出ました。そして医院のスタッフ、患者さんの順に適用し、多くの方の症状やデータの改善が得られ「この理論は使える！」という結論に達したのです。

それ以来、アメリカ・アンチエイジング医学会（A4M）での知識も取り入れながら実践を重ねていき、二〇一八年四月にはその成果を、オーソモレキュラー医学に取り組む世界中の医療関係者が所属する国際オーソモレキュラー医学会世界大会で発表することができました。

オーソモレキュラー医学の「オーソ」は英語で、整える、「モレキュル」は分子の意味で「身体の中にある分子（栄養素）を最適な量（至適量）を用いることで細胞の機能を向上させ、不調を改善させる治療法」という意味を含んでいます。

人体を構成している数十兆個の細胞がすべて栄養満点だったら病気になどなりません。しかし、さまざまな外的内的な要因によって、栄養不足や栄養が偏った細胞が出てきます。それが病気やその前段階である「未病」の原因となるのです。

オーソモレキュラー医学では、分子レベルでバランスが崩れてしまった状態を、薬などでなく栄養素を使って整えていきます。そしてここで大事なことは、同じような症状でも、人によって必要な栄養素の種類は違いますし、その量も一律に語ることはできないということです。さらに言えば、同じ人であっても臓器によって必要とする栄養素の種類と量は違うのです。

栄養素は必要な場所に必要なだけ集まる

「ビタミンCは水溶性だから、沢山摂ってもすぐに尿に出てしまうので意味がない」と考えていませんか？

一般の方だけでなく、医療関係者でもそう信じている方は少なくありません。でも実は、これは栄養素についての大きな誤解のひとつなのです。

四〇年以上も前の実験がそれを証明しています。ヒトと同じくビタミンCの合成能力のないモルモットにビタミンCを食べさせ、六日後に測定しました（次頁）。その結果、中枢神経・下垂体・唾液腺・精巣・胸腺・網膜・目の水晶体などに高い濃度で集まっていました。水溶性であるビタミンCが摂取後すぐに排泄されてしまうなら、六日後にはすっかり無くなって検出されないはずです。ところが、特定の臓器は多くのビタミンCを貯蔵していたのです。

なぜなら「需要が大きい臓器に栄養素は集結する」からなのです。たとえば一二四

ビタミンC摂取六日後のモルモットの臓器

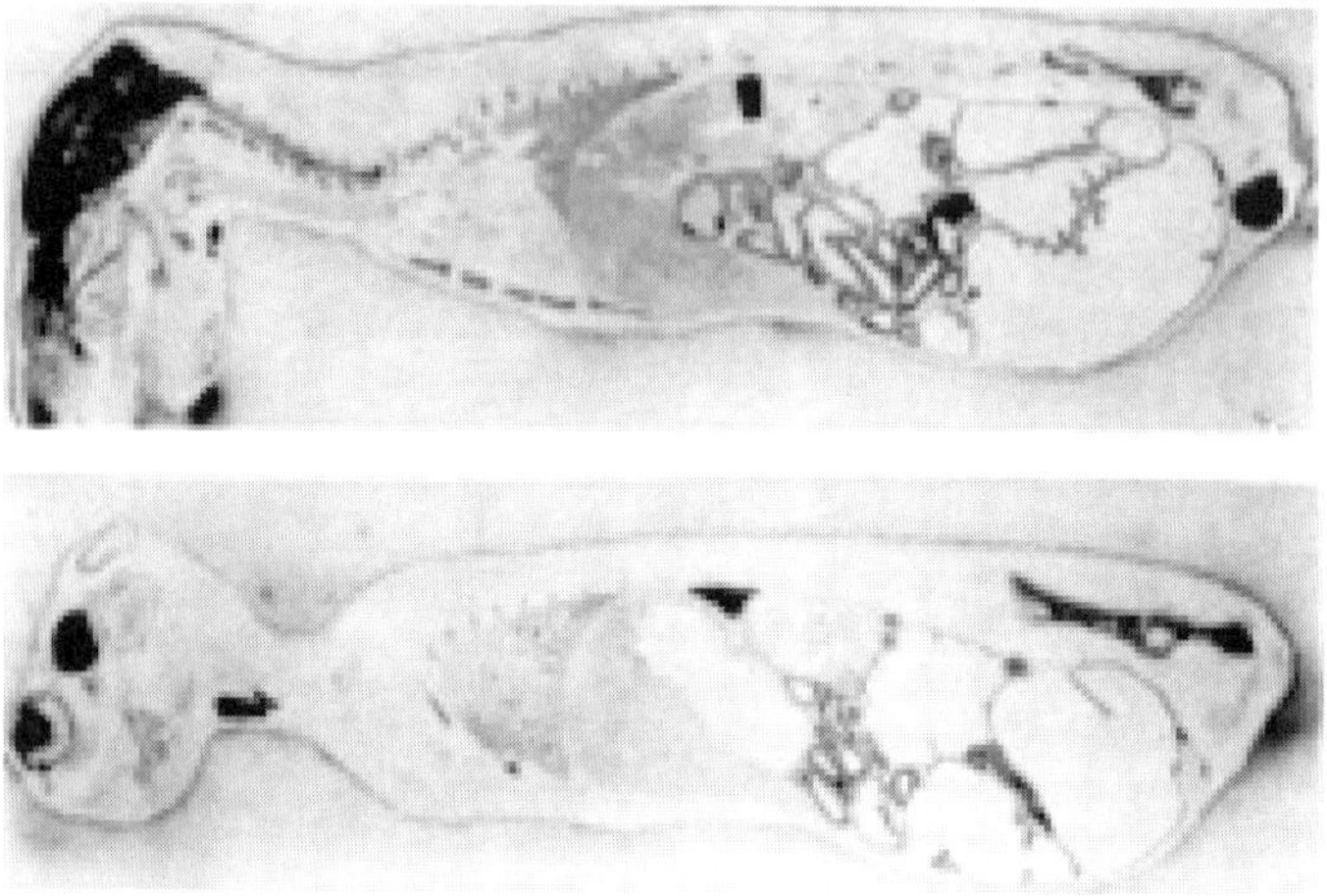

雄のモルモットにビタミンCを摂取させ、六日後に測定
黒い部分がビタミンC濃度の高い場所
中枢神経・下垂体・唾液腺・精巣・副腎・胸腺・網膜・水晶体
などに集まっている
(上…体の真ん中での縦断面　下…眼球の位置での縦断面)

Ann N Y Acad Sci. 1975 Sep 30;258:103-18.　より引用

☆目的別のビタミンCの必要量	
壊血病予防	100mg（1日あたり）
カゼ予防・美肌	3,000mg（　同　）
ガン治療（点滴）	100,000mg（　同　）

頁でお話しした糖尿病の三大合併症である網膜の変性（糖尿病網膜症）の防止にはビタミンCがとても重要ですし、免疫細胞が集中する胸腺もビタミンC需要が盛んです。そして唾液腺も同様にビタミンCを多く必要とするのです。もちろん、美肌などにもビタミンCは欠かせませんが、生命活動をスムーズに維持するという意味では優先順位は低く、皮膚には集まっていないということです。

ですから、不調を抱えている臓器には、その臓器特有の不足している栄養素があり（これを栄養素の臓器特異性といいます）、ターゲットを絞って十分な量を供給する必要があるのです。この十分な量のことを「至適量」といい、オーソモレキュラー医学でとても大切な考え方の一つです。

ビタミンC欠乏症である壊血病の防止には一日あたり一〇〇mg程度で十分ですが、あなたがカゼの予防や美肌目的で使いたいのであれば二千～三千mgは必要です。またがんの補助療法として使う場合には時に一〇〇g（一〇万mg）も点滴することもあります。つまり目的によって最適な栄養素の量は変わってくるということです。

上質なサプリメントで、食事では足りない栄養素を補給する

ここ数年、テレビ通販などでもサプリメントの取り扱いがとても多くなっています。この本をお読みの皆様の中にも、定期購入などされている方もあるかもしれませんね。以前はサプリメントというだけで「なにやらうさん臭い」と拒絶反応をみせる方も少なくなかったですから、その状況自体は歓迎すべきだと思います。でも、この本で繰り返しお話ししている「本当の、質の高い健康を手に入れる」ためにはいくつか注意しないといけない点があるのも事実です。

まず食事ありきです。でも……

生物としてのヒトの営みの基本の一つは「口から食べて、しっかり噛んで、栄養素

を消化吸収する」ということ。サプリメントはその和訳のとおり「栄養補助食品」ですから、このプロセスの足りない部分を補っていくものでしかありません。

もしも「私はサプリメントをたくさん飲んでいるから、食事に気をつかう必要はない」と考えている方があるとすれば、それは全く本末転倒の話なのです。ですからオーソモレキュラー医学では食生活の改善指導を行わないことはあり得ません。

「では私の不調の改善は、まず食事だけで取り組んでみます」

そうおっしゃる方も時おりいらっしゃいます。もちろんそのご希望は尊重していますが、「あなたの今の不調を食事だけで改善するのは非常に難しいです。良質のメディカルサプリの助けを借りるのが賢明です」というアドバイスをしています。そして私は「食事だけで」という選択をした方が、不調を見事に改善された例をほとんど知りません。ほぼ全ての方が半年以上しても経過が思わしくないのが普通です。

ここで思い出していただきたいのが「至適量」の考え方です。心身ともに全く健康な方ならば食事に注意するだけでいいと思いますが、不調がある方の治療効果を上げようとすると、食事だけで必要な栄養素の種類と質を確保するのは至難の技です。

良質のサプリメントを加えることで十分な量の栄養素を補うのが現実的な解決策となります。

飛行機がもっともパワーを必要とするのは離陸のとき。上昇中は燃料を多く消費しますが、上空で巡航速度に達し安定すれば燃料を節約できます。健康回復のブースター（加速装置）が良質のメディカルサプリメント、長距離を快適に飛行するための燃料が日々の食事、と言ってもいいでしょう。

症状や経過をフォローしていく過程で、この患者さんにはどういう栄養素が必要かということがわかってきます。血液検査や尿検査を行えばさらに詳しく解析することができますが、必須という訳ではありません。

実際、当院では栄養療法を受けている方の八割以上が臨床症状をもとにサプリメントを摂取しています。

メディカルサプリと市販サプリとの圧倒的な違い

最近は先ほど触れたテレビ通販やネット通販、またコンビニ、ドラッグストアなどで様々なサプリメントが販売されています。

でも私は医院で患者さんに、あるいは各地での講演などでも「サプリメントを摂取するなら医療機関で取り扱っている『メディカルサプリメント』にしましょう」とおススメしています。

もちろん、通販などでも比較的良質のサプリメントが全く手に入らない訳ではありません。しかし一般の方がその「当たり」を引き当てるのはかなり難しいのが実情です。専門知識を持った医療従事者が太鼓判を押すメディカルサプリと、通販やコンビニ、ドラッグストアで販売されているサプリメントでは製造方法や品質管理に大きな違いがあるからです。


その一例をお話ししましょう。サプリメントは法律上の扱いは「食品」に分類されます。サプリメントのパッケージには必ず「原材料表示」がされていますが、食品の表示基準では製造前の原料段階での栄養素の量を表示すればよいことになっています。

製造工程では原材料に対して加熱をはじめとした様々な処理を行います。その過程で失われてしまう栄養素も少なくないのです。ですから、でき上がったサプリメントは目的の栄養成分はほんのわずかで、大部分が味をととのえるための添加物や、錠剤などに形を整えるために必要な成分である賦形剤《ふけいざい》だったという例も実際あるのです。

それに対しメディカルサプリは薬品の製造基準である「医薬品ＧＭＰ」と同等レベルの製造を行っています。この基準では、認定を取得した工場で製造し、しかもでき上がった製品に含まれる栄養素の量を表示することが義務づけられています。安心して摂取することができるのです。

また市販のサプリの場合、化学的に合成された栄養素が含まれる製品が主流になります。それに対しメディカルサプリの場合は天然の材料から抽出する場合が多くなります。天然の材料には目的の成分のほかに、その栄養素の働きを助けたり、お互いに作用を高めあったりする成分も含まれるのが普通です。

合成型の場合はそのような有効成分は当然含まれません。仮に表示されている栄養素を同じ量摂取したとしても、効きめが違うことは十分考えられるのです。

また栄養素には強い作用を持つが不安定な「活性型」と、その一歩手前の安定した非活性型の「前駆体」とがあります。

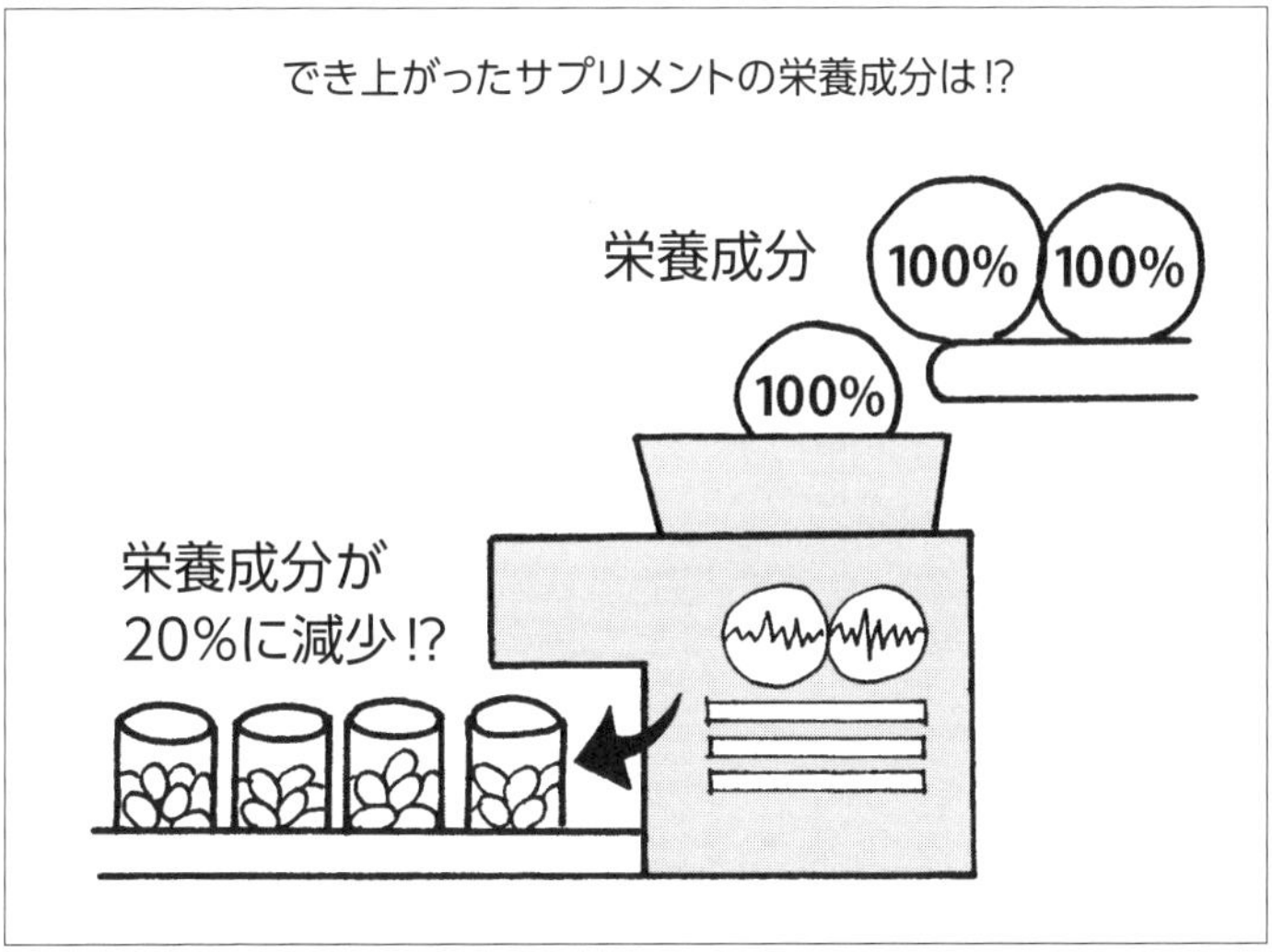

天然の原料からは通常「前駆体」が抽出・濃縮されます。一部の医薬品などにみられる活性型を直接摂取すれば強い効力がありますが、量のコントロールが非常にデリケートです。前駆体であれば生体内で必要量だけ活性型に変換されて働きますので、専門家の指導の下であれば過剰になる心配がほぼなく安全です。

このような条件を満たすメディカルサプリメントは原材料を厳選し、製造工程にもコストをかけていますので安価なものはあまりありません。どうしてもそれなりの価格となります。しかし、信頼性や効果の面では、安価な市販のものとは比べ物になりません。

食事指導に加えて信頼できるサプリメントなどを使いながら、細胞一つひとつの栄養バランスを整えていくのがオーソモレキュラー医学です。

その効果を十分に上げるためにはメディカルサプリが必須なのです。

第八章

アンチエイジングを実現する究極の栄養学

タンパク質にしか出来ないこと

虫歯や歯周病を遠ざけるような栄養素は、それと同時に身体全体のアンチエイジング効果や健康寿命を延ばすことを期待できることが多いのです。ここからはそれらの栄養素のうちおもなものについてお話ししていきましょう。


私が真っ先に上げたい栄養素は「タンパク質」です。

なぜタンパク質が大切なのでしょう?

人間の体は食べたもので作られます。人体の約六〇パーセントは水、タンパク質は約二〇パーセントを占めますから、水を除いた成分の約半分はタンパク質です。そして筋肉・臓器・血管・皮膚などのように体の構造を形作るだけでなく、ホルモンや免疫物質など、生命活動を維持する機能のもとにもなっているのがタンパク質なのです。

タンパク質の基本構造は「アミノ酸」が一直線上に結合したものです。タンパク質を摂取すると、最終的には小腸の消化酵素でアミノ酸に分解され体内に吸収されます。

吸収されたアミノ酸はそのまま使われたり、体内でまたタンパク質に組み直されたりして利用されます。

タンパク質の重要な働きは次のとおりです。

一、肉体を作る「構造タンパク質」

皮膚や粘膜、爪、毛髪、消化器官、筋肉などの基本的な構成成分です。骨などの硬組織の基質（骨組み）として重要なコラーゲンもタンパク質です。タンパク質の代謝がスムーズに行われることは、歯肉や歯根膜、歯槽骨など歯周組織の健康維持にとってとても重要です。

二、大事なものを運ぶ「運搬タンパク質」

血液中の酸素を運ぶへモグロビンは皆様ご存じでしょう。その主な構成成分はタンパク質と、後でお話する鉄です。また血中の栄養素と結合して身体のすみずみまで運ぶアルブミンもタンパク質から作られます。また各ホルモンやミネラルには、それぞれを運搬する専門の結合タンパク質があります。ホルモンが運搬タンパク質と結合することで、ホルモンは安定化すると同時に不活性化します。運搬タンパク質はホルモンの活性度の調整役にもなっています。

三、いろいろな働きのもとになる「機能タンパク質」

唾液腺で分泌されるアミラーゼなどの消化酵素や血糖値を下げるインスリンなどのホルモン、粘膜の免疫抗体のエースであるIgA（免疫グロブリンA）などもタンパク質から作られています。

ビタミンやミネラルの受容体（レセプター）やセロトニンや、ドーパミンなどの脳内神経伝達物質もタンパク質（アミノ酸）から作られています。

このようにとても重要な働きをしているタンパク質ですが、脂質のように体内に大量に貯蔵することができません。ですから、タンパク質が不足すると、まず利用しやすい筋肉などから取り出されてしまうので、筋肉量が落ちてしまいます。

このプロセスによる体重減少は高齢者の場合ダイエットなどでは決してなく、一三六頁でお話ししたフレイル（虚弱）ですから「要介護へ崖っぷち」ということになりま

神経伝達物質の原料はタンパク質

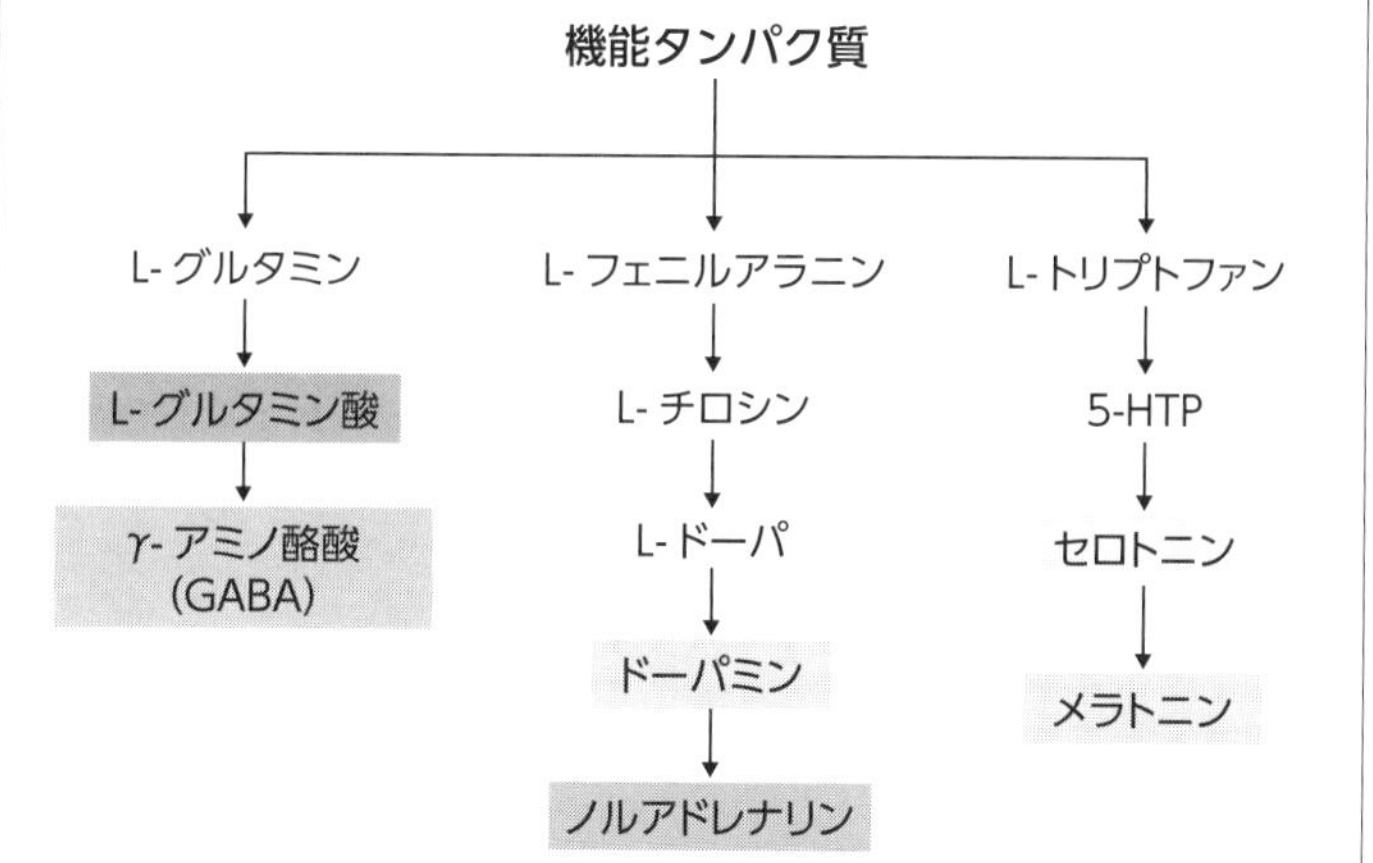

す。そうならないためにタンパク質は毎日必要な量を摂る必要がありますが、タンパク質の豊富な肉や魚をモリモリ食べるために口腔機能が大事になるのです。

ただ「タンパク質を消化するための酵素も、実はタンパク質」という問題があります。これはどういうことかというと「タンパク質不足の方は、大量の肉などを頑張って食べても、消化するための酵素が足りないから消化不良になりかねない」ということなのです。

十分に消化されないタンパク質は腸内で異常発酵し、おなかが張る、便秘がちとなるなどの不快症状を起こしやすくなります。

「じゃあ、フレイル一歩手前のお年寄りと

か、どうするの……」

とあなたは途方に暮れるかもしれません。先ほど、タンパク質は腸内でアミノ酸に分解され、体内でまた再組立て（合成）されると書きました。

この過程には消化酵素に加えてエネルギーも必要になります。あなたのご心配どおり、体力のない方には負担になるところです。

そこでメディカルサプリの登場なのです。まず、あらかじめタンパク質を分解してあるアミノ酸のサプリメントを摂取します。こうすれば消化酵素を使うことなく体内にアミノ酸を取り入れることができます。そしてここに、体内でのエネルギー産生をスムーズにするビタミンB群（後でお話しします）をプラスすればさらに効果的。

このレシピは高齢者だけでなく、働き盛りの皆様の疲労回復にも非常におススメです。

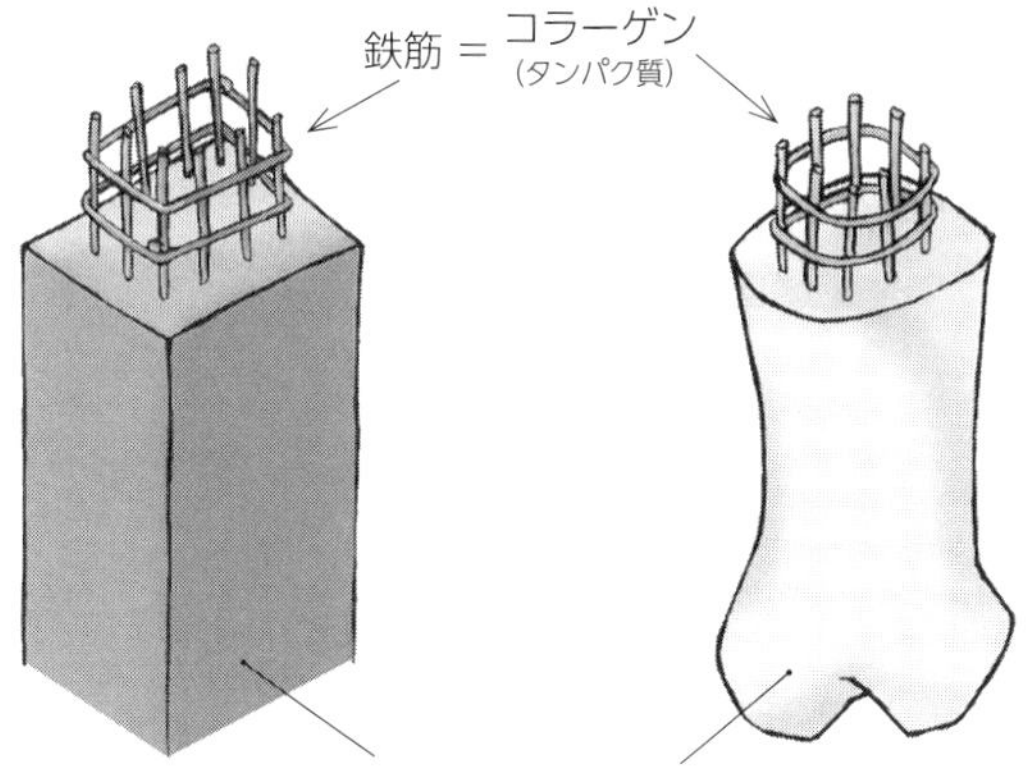

美肌だけじゃないコラーゲン

口の中の健康との密接にかかわっているのが、丈夫な線維状のタンパク質であるコラーゲンです。体全体のタンパク質の約三〇パーセントを占めます。体を支えたり、さまざまな部位の形を維持したり、すき間を埋めたりといったはたらきをする組織を結合組織といいますが、その中心的な成分がコラーゲンです。

口の中で言えば、歯肉、歯根膜、歯槽骨などの歯周組織にとって大切な構造成分の中心的な役割を果たしています。

歯周組織のコラーゲンは歯槽骨で六日間、歯肉で五日間、歯根膜はわずか一日という短い期間に入れ替わります。歯周組織は細菌の侵入を防いだり、食物を摂ることで擦れて傷ついた箇所を素早く修復したりする必要があります。そのためには新鮮なコラーゲンが必要なので、これだけの早い入れ替わりが行われているのです。

歯の健康を守るためには常に十分な量のタンパク質が必須だと言えます。

何を、どれだけ摂るのか

体内のタンパク質を目減りさせないためには少なくとも体重一kgあたり一から一・二gのタンパク質摂取が必要です。体重六〇kgの人なら一日最低六〇～七二gということになりますが、これは赤身肉でいえばおおよそ三〇〇～三六〇gです。

スーパーに行かれたなら三五〇gの赤身肉のパックを手に取ってみましょう。「こんなにあるのか！」とちょっとゲンナリするあなたの顔が浮かぶようです。

もちろん肉だけでなく魚や、大豆製品などの植物性タンパク質も選択できますが、いずれにせよ相当な量だということはご理解いただけるのではと思います。

高齢になるとどうしてもタンパク質の摂取量が減りがちですから、意識して摂るようにすることが大切です。

できれば、植物性のタンパク質よりも肉類、魚類、卵など動物性のタンパク質をおすすめします。動物性食品のほうがビタミンB群も豊富ですし、吸収の良い有機鉄（ヘム鉄）も肉ならしっかりと摂ることができるからです。

タンパク質が産み出すエネルギーは一g当たり四㎉と、同じ一gで九㎉を発揮する脂質の半分以下です。そしてここまでお話したようにエネルギー源というよりも、ほかの働きが求められています。

しかし、摂取エネルギーが不足すると、体はタンパク質をエネルギーに変換する必要に迫られ、本来のタンパク質の働きに振り向けることが難しくなってしまいます。

タンパク質にはタンパク質にしかできない重要な働きがありますので、最も効率の良いエネルギー源である脂質をしっかり消化吸収・利用できる状態にご自分の身体を整えておくことが大切です。そのためにはビタミンB群などの他の栄養素が十分足りていることが必要になります。

糖質の「甘い罠」にはまるな

糖質は炭水化物から食物繊維を取り除いたものです。ブドウ糖（グルコース）・果糖などの単糖類、ショ糖（砂糖）・乳糖などの二糖類、オリゴ糖・デンプン・グリコーゲンなどの多糖類に分かれます。グルコースは体内で「解糖系」とよばれる原始的な反応でエネルギーに変換される、最も基本的で利用しやすい栄養素の一つです。赤血球や目の角膜・水晶体などはほぼ全てのエネルギーをグルコースに頼っています。

ほぼすべての細菌や動物にとってとても有り難い栄養素ですが、現代人に限ってみれば同時に大きな問題点も抱えています。圧倒的に糖質過剰な状態、しかも工業的に高純度に精製された糖質の「甘い罠」にはまり込んでいるのです。

糖質を摂ると、だれでも一時的に血糖値が上昇します。するとすい臓からインスリンが分泌されて、血糖値は下がります。糖質の代謝が正常な方ならば二時間ほどかけてゆっくりと上昇・下降し元に戻ります。しかもそのピークは一四〇㎎／dlを超える

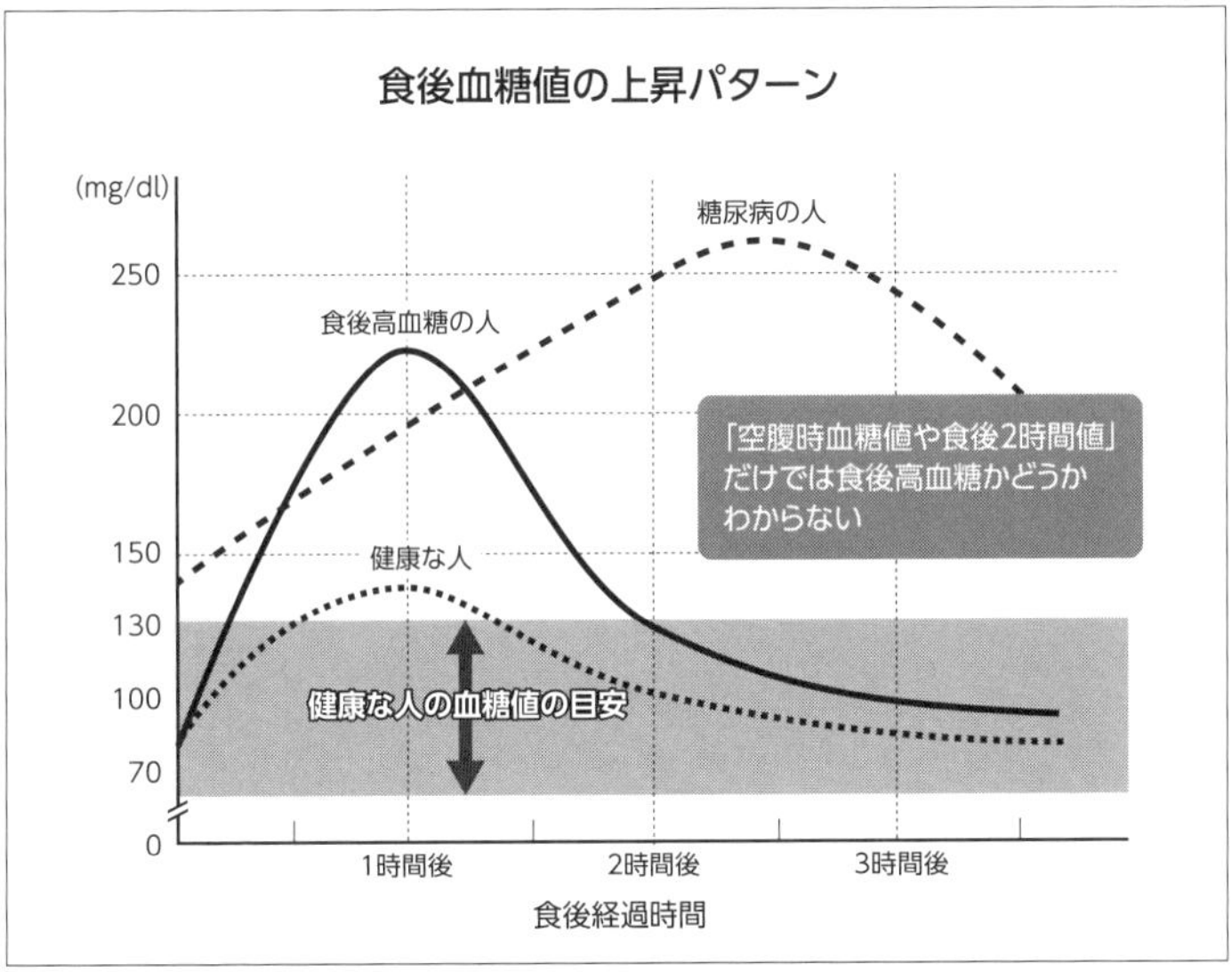

ことはありません。

血糖値で大きな問題になるのは、本来徐々に高くなる血糖値が、食後に急に大きく上昇する（ときに二〇〇㎎／dl以上）方がいることです。これを血糖値スパイクと呼んでいます。二〇一六年にＮＨＫスペシャルでも特集されましたので、ご存じの方もいらっしゃるでしょう。

血糖値の変化をグラフにすると、上図のように釘のようにとがった線になります。短時間で正常値に戻るので、おもに食後二時間後の血糖値などが基準となる糖尿病とは診断されないこともあって、なかなかその危険性が認識されません。

血糖値スパイクが危険なのは、急激な血糖値の上昇が活性酸素を発生させて、それが血管を傷つけるからです。動脈硬化を起こして血栓ができやすくなり、脳で血管が詰まれば脳梗塞に、心臓なら心筋梗塞になります。

また、インスリンの過剰分泌によって脳にアミロイドβが蓄積し神経細胞が損傷されますので、認知症になるリスクも高まります。

インスリンには細胞を増殖させる作用があるので、がんの発症につながることもあります。

また二〇一三年に日本糖尿病学会と日本癌学会による一〇年間の追跡調査の結果が発表され、糖尿病患者の場合、糖尿病ではない人と比べて大腸がんは一・四倍、肝臓がんは一・九七倍、すい臓がんは一・八五倍もがん発症のリスクが高いことがわかっています。高血糖はほとんどすべての生活習慣病と関わっているのです。

糖化も身体を錆びさせる

高血糖は身体を酸化させることはお話ししましたが、同じような害をもたらすものとして「糖化」という言葉も是非覚えていただければと思います。

糖とタンパク質が結合することを糖化といいます。身近な例としてはホットケーキを焼いたりしたときに茶色に色づく現象（メイラード反応）などがあります。

タンパク質が酵素などの多くの機能的な役割を果たしていることはお話ししましたが、糖化したタンパク質は本来の機能を失ってしまいます。

馴染みのある例としては、糖尿病の進行の目安として使われるＨｂＡ１ｃ（ヘモグロビンエーワンシー）でしょう。ＨｂＡ１ｃというのは、実は「糖化ヘモグロビン」なのです。糖化ヘモグロビンは酸素を運搬するという本来の能力を失ってしまっています。

そしてこの糖化反応は、血糖値が一四〇～一六〇㎎／dlを超えると急速に進行します。糖化反応にはいくつかステップがあり、糖化が軽度であればまた元に戻ることも可能ですが、ある段階を超えると片道切符となります。

最終的な状態まで進行したものは最終糖化産物（ＡＧＥ）とよばれ、活性酸素の発生源となるなど様々な問題を引き起こします。


現代人は糖質を摂り過ぎています。まず必要なことは、血糖値スパイクを起こしやすい精製度の高い糖質をしっかり認識することです。例外もありますが、砂糖、小麦粉、でんぷんなどの「白い糖質」は穀物を精製して糖質の純度を高めています。純度が高いほど急速に体内に吸収されスパイクを起こすのです。スナック菓子などのジャンクフードも同じように血糖値を大きく上昇させます。

甘い飲料や調味料にも注意が必要です。「高フルクトースコーンシロップ（ＨＦＣＳ）」、あるいは「異性化糖」、「ブドウ糖果糖液糖」という言葉を聞いたことがないでしょうか。トウモロコシのデンプンを化学処理して作った天然甘味料です。天然だから安心だと思ったら大間違いで、これを摂ると、一気に血糖値が上がります。見事な血糖値スパイクになるのです。

ＨＦＣＳが使われた甘いドリンクを飲み続けると重い疾患を引き起こすという調査結果も出ています。ＨＦＣＳの入った飲料を一日に一～二回飲んでいると、Ⅱ型糖尿病になるリスクが二六パーセントアップします。心臓発作など致命的な疾患は三五パーセントも高くなるというのです。

甘い飲料、特に冷たいものにはこのＨＦＣＳが大量に含まれています。ことさら、このようなものを摂る必要性は全くありません。水や麦茶などの糖類が含まれていないもので全く十分ですし、どうしても甘味が欲しいということであれば、血糖値を上昇させない天然の甘味料（羅漢果エキスなど）や、粉末を水で溶くタイプのサプリメントドリンクなどを使う手もあります。

あなたのデスクにいつも乗っている、あるいはバッグにいつも入っている飲み物やキャンディー、グミなど。成分表示をしっかりご覧になっていますか？　メーカーは少なくとも法規に従った表示はしています。それにすら注意を払わないということなら、それはあなたの責任なのです。

最新研究「アルデヒドスパーク」の恐さ

同志社大学の米井嘉一教授らの最新の研究によると、血糖値スパイクに伴ってもう一つ深刻な問題が起きていることがわかってきました。それが「アルデヒドスパーク」です。

お酒を飲むと顔がすぐ赤くなる方とそうでない方がいますが、赤くなる方はアルコールが代謝される途中の物質である「アセトアルデヒド」の分解酵素が不足していまず。アセトアルデヒドに限らず、アルデヒドの仲間は身体にとって毒物です。「すぐ顔に出る人は酒で身体を壊しやすいから要注意」といわれるのはそのためです。

ところが、血糖値スパイクに伴って、グルコースやフルクトース（果糖）から各種のアルデヒドも急激に生じることがわかったのです。アルデヒドはＡＧＥの発生などを通じて細胞に様々な障害を与えます。

現代人は、意識して食事を選ばなければ「精製された糖質を過剰に摂る生活」に自然においっってしまいます。甘い罠にはまらぬよう心したいものです。

血糖値スパイクを起きにくくするには、いくつか方法があります。

一、野菜や海藻を最初に食べる。小腸からの糖質の吸収を緩やかにしてくれます。

二、食事を抜かない。長時間の空腹は血糖値の急上昇の原因になります。一食抜いた次の食事では血糖値スパイクが起こりやすくなります。

三、よく噛む。ひと口三〇回噛むというお話をしましたが、よく噛んで食べると早食いや食べ過ぎを防ぎ、血糖値の急上昇を抑えることができます。

四、食後の運動。食後すぐに運動をすることで筋肉がブドウ糖を消費してくれます。散歩程度でも効果があります。

こうしたことに気をつけて、血糖値スパイクをなるべく防いでいただきたいと思います。

脂質は最高の備蓄エネルギー

糖質（グルコース）を過剰に摂取していると、エネルギーを生み出す原料としては糖質が第一選択で使われます。ただグルコースは燃料にたとえると、火は付きやすいがすぐに燃え尽きてしまう紙のようなものです。ストーブ（身体）の燃料が紙しかなかったら、炎を絶やさないためにそばに付きっきりで紙を入れ続けなくてはなりません。それではちょっと厄介ですよね。

紙（グルコース）は食後二時間も燃やし続けていると無くなってしまいます。でも肝臓にはグリコーゲンという、グルコースがたくさん繋がった、いわば「紙でできた固形燃料」が貯蔵されていますので、それを引き出してしばらく炎は燃え続けます。しかしこれもせいぜい五〜六時間もすれば底をついてしまいます。

糖質燃料しか使えないストーブの炎は急速にしぼんでいきます。「燃料切れ」の状態です。これが「低血糖症」と呼ばれる状態でグッタリとして動けなくなったり、動悸や震えが出たりすることもあります。

脳は、これは危険だと判断して、血糖値を調整する様々なホルモンが急速に分泌されて自律神経の混乱をきたし、さらに調子が悪くなるのです。

でも、紙燃料が尽きる時間を超えても炎が衰えない、つまり不快症状を引き起こさない方法があります。そのためにストーブに使う燃料は何がいちばん良いでしょうか？　長い時間燃え続けて、しかもたくさんの熱量が出せる燃料です。


「長い時間燃え続けて、しかもたくさんの熱量が出せる燃料」は何なのか、おわかりになるでしょうか？

多くの方は「炭」とお答えになるでしょう。その通りです。特に日本料理で使われる「備長炭」などは長時間安定した高熱量を出すことで有名ですよね。

そして栄養素で炭に例えられるのが「脂質」なのです。先ほど書いたように脂質は同じ重さで糖質の二倍以上のエネルギーを発揮します。しかも体には「中性脂肪」という形で効率よく貯蔵されています。ヒトが水さえあれば何日間も生きていられるのは脂質をエネルギー源として使えるからなのです。

常温で固体	飽和脂肪酸	パルミチン酸 カプリル酸など	牛豚鶏の脂 バター ココナッツ油 など	酸化に強いため加熱調理に適する。 エネルギー源として最適
常温で液体	1価 不飽和脂肪酸	オレイン酸 （ω9）	オリーブ油 ナッツなど	幅広い用途に適する。 LDL コレステロール降下作用あり
	多価 不飽和脂肪酸	リノール酸 （ω6）	大豆油 コーン油など	現代人の大多数が摂取過多。炎症を促進する。なるべく減らす工夫をしたい
		α-リノレン酸 （ω3）	亜麻仁油 しそ油 えごま油 など	抗炎症作用あり。積極的に摂取したい。加熱すると酸化しやすいのでそのまま使いたい
		EPA・DHA	青魚・魚油	EPA はおもに抗炎症作用、DHA は神経系に作用し認知症にも効果あり

脂質についてご理解いただきたいエッセンスをお話しします。

いちばん心がけていただきたいのは、「良質のアブラを摂ろう」ということです。では「良質のアブラ」とは何でしょう?

ひと言でいえば、「酸化していないアブラ」となります。もう少し細かく言えば、「新鮮なオメガ3」がベストです。

上の表に示したように脂質にも沢山の種類があります。その中でもオメガ3と呼ばれる脂質は植物性のエゴマ油や亜麻仁油、動物性では青魚に含まれるＤＨＡ（ドコサヘキサエン酸）やＥＰＡ（エイコサペンタエン酸）などです。

これらを食事やメディカルサプリでしっかり摂

ることがとても大切です。これらのアブラは身体の中でくすぶっている慢性炎症を抑える作用や、神経細胞を保護して認知機能の低下を防いだりする作用を持ちます。

イワシやアジなどの小さな青魚をしっかり摂れば、良質のタンパク質と脂質の両方を同時に取り入れることができますので理想的です。

一方で、エネルギー源としていちばん取り入れやすいのは赤身肉などに含まれる飽和脂肪酸です。酸化しにくく安定しているという大きな利点があり、保存性に優れているのも魅力です。ビタミンB群や、後でお話しする鉄などのミネラルも豊富です。オメガ3と上手に組み合わせて摂取することが大切です。

とにかく避けたいトランス脂肪酸

「トランス脂肪酸」をご存じでしょうか？

自然界にはほとんど存在しません。アブラを人の手で加工したときに副産物として生じる、いわば文明のあだ花のような存在です。マーガリン、ショートニングなどは本来液体の植物性油脂を固形化するために「水素添加」という加工を施されますが、その過程でトランス脂肪酸が生じます。

マーガリンはご存じのようにバターの安価な代用品として普及していますし、ショートニングはクッキーなど焼き物に使えば「サクッ」とした、揚げ物に使えば「パリッ」とした仕上がりになる重宝な存在です。

しかしその代償は小さくありません。トランス脂肪酸を摂り過ぎると、血中の脂質のバランスを狂わせて心疾患を引き起こす誘因になります。

アメリカでは二〇一八年から食品にトランス脂肪酸を使用することが全面的に禁止されました。日本では「普通の食生活ならば危険な量を摂取する心配はない」として規制はありませんが、菓子パンやインスタント食品、ジャンクフードなどに多く含まれていますから「お昼ご飯は毎日コンビニ、おやつもコンビニ。外食ばかりで自炊はしません」などという日常を送っている方はよくよく考えたほうがいいでしょう。

名脇役の存在が主役を輝かせる

ここまでタンパク質、糖質、脂質についてお話ししました。生命維持に最も大切なエネルギーを生み出す元になることから、これらは「三大栄養素」と呼ばれています。でもこれらの栄養素をしっかり利用していくためには、ビタミン、ミネラルなどの存在が欠かせません。

舞台にたとえれば三大栄養素は主役のヒーロー、ヒロインです。でもストーリー全体を引き締めて観客の喝采を浴びるためには優れた脇役の存在が不可欠ですよね。ここからはそんな名優たち「ビタミン・ミネラル」にスポットをあてていきます。

「かくれ壊血病」は現代人特有のリスク

ビタミンと聞いて、真っ先にビタミンCを思い浮かべる方は多いのではないでしょうか。美容的なイメージが強いかと思いますが、実はその他にも様々な役割があり、一見関係のなさそうなところでも不可欠な栄養素です。一九七頁のモルモットの研究で触れましたが、需要の多い、特定の臓器にビタミンCは蓄積され使われます。

そのうちの一つが副腎で、ストレスに対抗するためのホルモンであるコルチゾールが作られるところです。そう、ビタミンCはストレスによっても消費されてしまうのです。

またビタミンCには「キレート作用」と呼ばれる、体内の毒素などをはさみ込んでそのまま体外に排出する作用もあります。ですから身体に良くないものを沢山摂取していると、それもビタミンCが目減りするもとになります。

カゼなどの感染症にかかったとき、免疫細胞を元気にして身体の抵抗力を上げるためにもビタミンCは必要ですから、私たちは知らず知らずのうちにビタミンCには大変お世話になっています。欠乏症である壊血病は一日当たり一〇〇㎎の摂取で避けられますが、よりレベルの高い健康状態を目指そうとしたり、ストレスの影響を少しでも和らげたり、感染症を早く治したりといった目的であれば、それよりずっと多くの量が必要になるのです。

マウスなどのたいていの哺乳類は、強いストレスを感じたり、感染症にかかったりといったとき、必要なだけ体内でビタミンCを合成することができます。ところがヒトやサル、モルモットなど一部の哺乳類は、ビタミンCを自前で作ることができません。ですからヒトは食事などで体外から補充する必要があり、数カ月以上野菜や果物を全く食べることができなかった大航海時代の船乗りのように、極端に不足すれば欠乏症の壊血病になります。

また現代人のようにストレスや様々な有害物質、病原体に囲まれた生活をしていると、ビタミンCの需要量は相当大きくなっています。その需要に摂取が追いつかない、いわば「かくれ壊血病」のような状態におちいらないとも限りませんから、意識してビタミンCを摂るようにしたいものです。

ビタミンCと鉄、コラーゲン

そんなビタミンCですが、もちろん歯と歯周組織の健康を保つうえでも多くの役割があります。その中でもとりわけ大事なのが「コラーゲンの合成」です。

皮膚や歯肉、そして歯と歯槽骨を結んでいる歯根膜などを構成する「結合組織」は丈夫な動物性線維であるコラーゲン線維が主成分ですが、その強さの源は「三重らせん構造」にあります。コラーゲン線維は三本がロープを編むように絡み合って強さを発揮しているのです。

コラーゲン線維がこの「三重らせん構造」を作るために不可欠な栄養素があります。

それがビタミンCと鉄なのです。壊血病はビタミンCの欠乏によってこの三重らせんが作れず、コラーゲンの強度が大幅に下がるためにおきる病気ということになります。壊血病の主要症状の一つに「歯肉出血」がありますが。それはコラーゲンの弱体化が原因だったのです。

・ビタミンC濃度と歯周病菌

ビタミンCの大事な役割の一つに「感染防御・免疫強化」があります。フィンランドで行われた研究では、四三二人の男性のPg菌（歯周病菌の親玉でしたね）の感染度合い（抗体価）と血中のビタミンC濃度の関係を調べました。

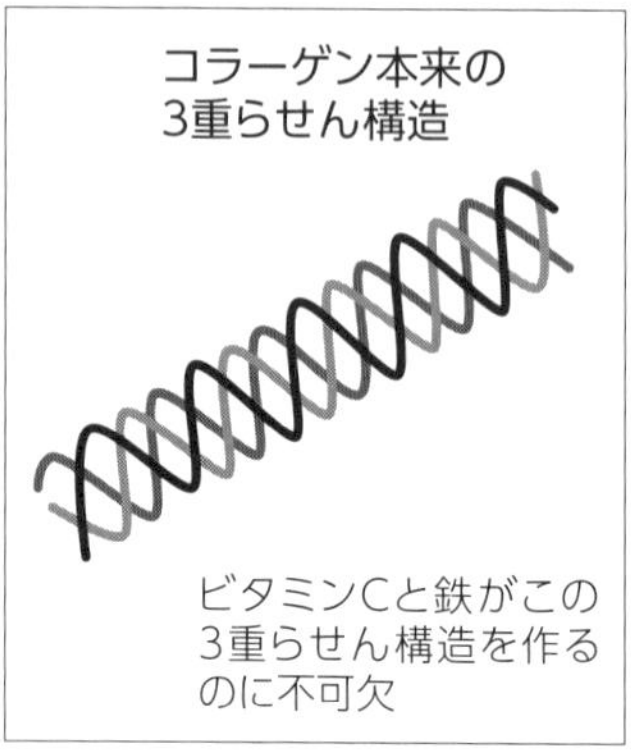
コラーゲン本来の
3重らせん構造
ビタミンCと鉄がこの
3重らせん構造を作る
のに不可欠

抗体価は、菌が多ければ多いほど高くなりますが、それに伴ってビタミンC濃度が下がっていることがわかったのです。

歯周病が進行している人ほど体内のビタミンCが少なくなっているので、免疫力を上げて歯周病悪化を防ぐためにもビタミンCを積極的に摂る必要があると考えられます。

それが同時に口の中以外の場所の健康増進にもつながることになります。

・食事で摂るときの注意点

ビタミンCを豊富に含む食物をあげてみましょう。アセロラやグァバなどの果実類、ピーマンや芽キャベツ、ブロッコリーなどの野菜や、ジャガイモなどのイモ類、緑茶などが代表的なものです。

ただし注意点があります。ビタミンCは「熱に弱い」ということ。そのため、加熱調理をすると分解されやすい弱点があります。

さらに水溶性なので、葉野菜などをゆでたり、長時間水にさらしたりすると溶けだしてなくなってしまいます。野菜などは生で食べたり、加熱するにしても蒸す、短時間サッと炒めたりなどの配慮が必要です。

しかし、ジャガイモやサツマイモなどはビタミンCがでんぷんで保護されていますから、加熱しても分解されにくくなっています。そうしたことも知った上で、ビタミンCを上手に摂るようにしてください。

・最適な量を、最適な方法で

歯周病などがある場合は、食事だけではまかないきれませんから、サプリメントで摂ることも必要になってきます。ただし、ビタミンCは腸管から吸収されますが、摂取量が多くなるに従って吸収率は下がります。

二五〇㎎までの摂取なら量に応じて血中濃度は高まりますが、五〇〇㎎を超えると吸収量はあまり増加しなくなり、千㎎を超えるとほとんど増加しません。

一度にたくさんのサプリメントを摂っても、吸収されなくては意味がありません。一度に大量ではなく、少量を何度にも分けて摂るほうがビタミンCを有効に働かせることができるのですが、日常生活でそれを継続するのはなかなか難しいのも事実。

そこで身体の中で徐々に溶け出す性質（徐放性）を持たせたサプリメントなども販売されています。

ちなみにオーソモレキュラー医学では、がんの補助療法などで非常に高い血中濃度が必要な場合は、「高濃度ビタミンC点滴」といった、口から摂る以外の方法が選択されます。身体に摂り入れる手段も最適なものを用いるということです。

鉄はマルチプレーヤー

栄養素としての鉄というと、「貧血」を連想する方がきっと多いでしょう。確かに鉄不足は貧血の大きな原因の一つです。しかし鉄はその他にも大切な役割が沢山あります。その一つが抗酸化酵素の活性化です。

過酸化水素は白血球が病原菌を殺す武器に使われる活性酸素の一種ですが、過剰に生成されると自分の細胞を酸化させてしまい、様々な病気のリスクを高めてしまう危険があります。

しかし身体にはそれをうまく打ち消すシステムも備わっていて、過酸化水素を水と酸素に分解して無毒にする酵素があります。それがカタラーゼです。消毒薬のオキシドールの成分は過酸化水素ですが、傷口に塗ると泡が出ますよね。カタラーゼ反応と呼ばれるもので、体内のカタラーゼが作用して酸素が発生しているのです。

そのカタラーゼが活性を維持するためには、鉄が必須の成分です。身体を錆びさせない（酸化させない）ためには鉄が不可欠という訳です。

ビタミンCと一緒に鉄のことをお話しするのは、ビタミンCと一緒に鉄を摂取すると吸収力が高まるからです。もともと鉄だけでなく、多くのミネラルは吸収されにくいという性質があります。

動物性食品に含まれるヘム鉄（タンパク質と結合している有機鉄）と言われるものが吸収率良好なのですが、それでも二〇パーセントくらいです。

植物性食品に含まれる非ヘム鉄（タンパク質と結合していない無機鉄）だと五パーセントくらいしか吸収されません。少しでも吸収率を高めるためにはビタミンCが必要なのです。

コラーゲンの合成だけでなく、ここでもビタミンCと鉄は深いかかわりがあります。胃液には豊富なビタミンCが含まれています。ですから、ピロリ菌感染による胃炎や胃酸を抑える薬剤の長期使用などにより胃液のビタミンCが減少すると、鉄の吸収力は低下します。胃腸の機能は鉄の吸収能力と深い関係があります。

ビタミンB群とエネルギー産生——より充実した生活のために

エネルギーを生み出す仕組みの代表的なものといえば車のエンジンですね。燃料を燃やすという化学反応によって生じたエネルギーを力に変えるという原理は、軽自動車から世界最速のF１マシンまで、エンジンの大きさや性能に関わらず共通です。

もう一つ変わらないのが、どんなエンジンであっても「潤滑オイル」は必須であること。どんなに高品質の燃料を注入しても、各部品をスムーズに動かす潤滑油がなければエンジンはたちまち焼き付いてしまいます。

エンジンの燃料にあたるのがタンパク質・脂質・糖質の三大栄養素というのはこれまでお話ししました。そしてこの潤滑油にあたるのがビタミン、中でもその筆頭といってよいのがビタミンB群なのです。ビタミンB群の働きを知れば知るほど、私たちが健康になるには欠かせないということが実感できるようになります。

他のビタミンと違い、ビタミンBだけは「群」という呼び方をします。

「B_1とかB_2とか、たくさん種類があるからですね」とあなたはお答えでしょう。確かにそうなのですが、理由はそれだけではありません。ただ種類が多いだけではなく、それぞれの働きが互いに関係しあっているからなのです。

つまりそれぞれ単独で行う作用というのは少なく、多種のビタミンBが相互に作用しながら体内の代謝をスムーズに動かしているのです。

ですから、ビタミンBはそれ単独で摂取するよりも、「ビタミンB群」として取り入れたほうがよく、サプリメントの多くもそのようなレシピになっています。

私はこの本で歯科のことを「健康のゲートキーパー」と呼びましたが、その役割を全うするためにはビタミンB群への理解が不可欠と考えています。ビタミンBは歯周組織の健康を保つために必要なのはもちろんのこと、全身の健康を守るためにとても大事な役割を担っているのです。

・ビタミンBが不足すると

ビタミンB群の最も大切な役割は、スムーズなエネルギー産生です。身体には酸素を使って脂質などからエネルギーを取り出すメインエンジンと、糖質を使うより原始的なエネルギー産生の仕組みが備わっていますが、ビタミンBが不足するとその両方が滞ることになります。その結果、エネルギー不足となり疲れやすい、朝起きるのがつらいなどの症状が出やすくなります。

エネルギー産生以外にも、ビタミンB群の作用には以下のようなものがあります。

一、アルコールの代謝

ビタミンB群（とくにビタミンB_1）が消費されます。飲酒前後のビタミンB群の補充は大切です。

二、タンパク質（アミノ酸）の代謝

吸収されたアミノ酸は体内で別のアミノ酸に作り変えられたり、分解されたり、タンパク質に再合成されたりして様々な働きをします。その反応にビタミンB群（とくにビタミンB_6）は必須で、不足するとタンパク質がうまく使えなくなります。

三、皮膚、粘膜の炎症を抑える

皮膚や消化器官の粘膜の細胞は一定のリズムで入れ替わっています。ビタミンB群は細胞分裂に欠かせないため、この入れ替わりを順調に進めるために重要です。口の中の粘膜が一部欠損した状態である口内炎の治療に、ビタミンB群が使われるのはこのためです。

ビタミンB_1、ビタミンB_5（パントテン酸）はビタミンCとともに副腎の働きを活発にし、ストレスホルモンといわれるコルチゾールの産生を助けます。アトピーなどのアレルギーの改善にも十分な補充が必要です。

四、神経を保護し、働きを維持する（神経伝達物質）

最近、胎児の神経系の発達のためにビタミンBの一種である葉酸が大事だという認識はかなり広まってきました。妊娠中に、もしくは妊娠前から葉酸のサプリメントを摂取する方は増えてきています。

しかしビタミンB群の神経系への働きはそれだけではなく、ドーパミン、メラトニン、セロトニン、GABAなどの脳内の神経伝達物質の合成に、鉄やビタミンCなどとともに深くかかわっています。

イライラしやすい、怖い夢をよくみるなど、精神的な不安定さに対してビタミンB群が有効な場合があるのはこういった理由です。

五、ビタミンB_{12}吸収と唾液

ビタミンB_{12}は、葉酸とともに別名「造血ビタミン」とも呼ばれます。これは赤血球が一人前に成熟するのに不可欠なためで、不足するとできそこないの赤血球が増えて、まともに酸素を運べなくなるために貧血となりがちです。

ビタミンB_{12}は複雑なステップを経て小腸で消化吸収されますが、実はその過程がうまく運ぶには唾液に含まれるハプトコリンというタンパク質と、胃酸の正常な分泌が不可欠です。口腔と胃腸、そして小腸の連係プレーによって栄養素が取り入れられている一例といえるでしょう。

実録　B群・鉄不足　～当院の症例から～

口の中の状況や全身的な所見から、ビタミンB群や鉄不足と推定し食事指導とサプリメント処方を行い成果が得られたケースをご紹介しましょう。

三二歳のKさん、「虫歯を治したい」と受診されました。中肉中背で色白、物

静かな印象の美人ですが、お顔を拝見するとニキビがポツポツ、肌荒れも見受けられます。

「少し体調に問題があるのかな……」

と思いつつ私はお口の中を拝見しました。

要治療の虫歯に加えて軽度の歯周病があります。

「ん……？」

ここで私はある違和感を覚えました。歯みがきはまあ及第点なのに、広範囲の歯肉にそれに見合わない赤い腫れがあるのです。ちょっと触っただけでもジワリと出血してきます。

「今日は歯医者に行くから」と普段よりも特別ていねいに磨いてくる方も時たまいらっしゃいますが、そういうケースでは勢い余って歯肉に擦り傷がついていたりするので、私たちにすれば見抜くのは難しくありません。Kさんについては、そういうことはなさそうでした。

「このくらい磨けていれば、もっと歯肉の状態は良いはず。おかしいな」

そして舌の表面をみると、舌苔がびっしりと付着して真っ白になっています。

舌苔《ぜったい》とは、舌の表面の苔状の付着物で細菌や食べカス、粘膜のカスなどからなるもので、ストレスなど心身系の原因のほか、免疫力の低下や消化器系の疾患によっても見られるようになります。

「ああそうか」ピンときた私はいったん診療スペースを離れ、院長室に歯科衛生士のNさんを呼びました。

「Kさんは虫歯の治療が必要だけど、口腔内全体を良くするには栄養療法が必要かもしれない。もう少し食事とか、生活全般について問診してみてくれるかな」

Nさんは、彼女自身が栄養解析を受けサプリメントも摂取していますので、このあたりはお手のものです。当院オリジナルの栄養状態自己チェックシートなども使いながら、次のようなことを聞き出してくれました。

- 肌荒れ、生理痛がひどく、朝はなかなか起きられない
- 朝食は抜き、昼は勤務先近くのスーパーのお惣菜とおにぎり一個程度。夕食は一九時。就寝は二三時から二四時。夜中にも甘いものを食べる。間食にお菓子。

- 睡眠が浅く、怖い夢を見てたびたび目が覚める
- 胃腸の調子が良くない。頻繁に下痢をする。嫌いなものは、野菜、キノコ、海藻。

この問診情報には、Kさんの栄養状態を評価するのに非常に多くのヒントが隠されています。

精製度の高い糖質が多すぎる食生活と、タンパク質、鉄を中心としたミネラル、食物繊維の重度の不足。各種ビタミン、とくにビタミンB群の不足。胃から腸に至る消化器機能の低下。これらが複合的に絡み合って、Kさんの現在の不調ができ上がっています。

睡眠が浅い、嫌な夢をよく見ることなどは就寝時の血糖値が不安定なことが予測されますし、疲れやすい、生理痛がひどいこともあわせて考えるとエネルギー産生不足もありそうです。タンパク質はもちろん、ビタミンB群や鉄の不足が濃厚です。

それが「そこそこ歯を磨いている割には歯肉全体が赤くはれている」原因の可能性があると考えました。

Kさんにみられた著明な舌苔からは、ビタミンB_{12}が豊富な肉類や、食物繊維の不足があり、また下痢があることからも、口腔内細菌の状態だけでなく胃腸機能や腸内環境にも問題があることが推察できます。

Kさんに口腔内や全身の体調と食事・栄養との関係をご説明し、次のような指導を行いました。

・食事指導

お菓子を食べる頻度、量を減らし、肉・魚などの動物性タンパク質を多めに摂りましょう。朝食は抜くのではなく、卵や納豆を食べるように。間食は栄養補給の意味でもナッツ類などが良い。できるだけ葉野菜も摂りましょう。

・サプリメント

不調を改善するにはメディカルサプリメントの助けが必要。お腹の調子を見ながら、ビタミンB群とヘム鉄を摂取しましょう。

Kさんも私の話に思い当たることが沢山あったのでしょう。「やってみます」と言ってくれました。

栄養療法を開始して一〇日後、彼女には大きな変化が現れていました。「間食のお菓子の量はかなり減らせました。だから前よりも夕食をしっかりと摂れます。朝起きるのがすごく楽になり体調がとてもいいので、今までは考えただけで憂うつだった生理がくるのもあまり嫌ではないです」

栄養療法の醍醐味の一つは、患者さんによってはこのような即効性があることです。「たかが食事、たかが栄養」とあなどることはできません。

こうした変化があったので、Kさんも栄養療法に対してより積極的に取り組んでくれるようになりました。

さらに一カ月後。彼女は「生理前後に手放せなかった鎮痛剤を飲まずに済みました」と報告してくれました。夜中に目が覚めることもなくなり、ぐっすり眠れるようにもなったとのこと。

歯科衛生士のNさんも、栄養療法を始めてからの彼女の大きな変化に気づいていました。

「Kさん、前よりほがらかで元気な印象になりましたね。顔色に赤みも差したようだし」

その後もKさんは歯周病の管理のために定期検診に来てくれていますが、タンパク質重視の食事は継続中、サプリメントは体調を見ながら増減するなどして上手に付き合っているようです。

口の中を治療するだけでなく、口の中を手掛かりにして全身の健康を取り戻してくれる患者さんを目の当たりにすると、これからの歯科の最大の価値は**「健康のゲートキーパー」**にあると強く確信することができます。

これからのわが国の最重要課題に貢献できるのだと考えると「歯科の世界に入って、本当に良かった」とつくづく思えてくるのです。

細胞は、アブラがあるから細胞！

細胞の表面をおおう、つまり外部と内部を隔てている「細胞膜」の主成分は脂質、つまりアブラです。さらに細胞の内部には「細胞核」がありますが、その表面の「核膜」もアブラでできています。これらの「膜」の内外を物質が出入りすることで、細胞の機能は維持・発揮されます。脂溶性ビタミンの理解は免疫や抗酸化など、口腔の健康を損なわないためにも不可欠なのです。

脂溶性ビタミンの誤解

ビタミンB群・ビタミンCなどが水溶性なのに対して、ビタミンA・D・E・Kは脂溶性ビタミンと呼ばれます。文字通り「アブラに溶ける」ビタミンです。

ヒトの体内でも脂肪組織や肝臓などに多く含まれていて、水溶性ビタミンに比べて長期に蓄えやすいという性質を持っています。

ところがこの「貯蔵しやすい」という性質から「サプリメントでは摂りすぎるのではないか」と心配される方がいます。ネットなどを検索するとそのような記事が散見されるのも事実です。

実はこれには誤解があり、サプリメントとして一般的に摂取されている量なら問題はなく、オーソモレキュラー医学ではむしろ積極的に摂るべきとされています。

しかし、ここには最重要ポイントがあり、「サプリメントの質」が問われます。そのビタミンの名前がパッケージに書いてあればどれでもいい、というものではないのです。それをご理解いただくには「天然型と合成型」、「同族体」についてお話しする必要があるでしょう。

工業用ダイヤモンドが宝石としては珍重されないように、同じものでも人工物より天然物のほうが圧倒的に価値があることがほとんどですが、サプリメント、つまり栄養素にもそれがおおむね当てはまります。天然由来の栄養素は抽出・濃縮に手間とコストがかかります。スプーン一杯の成分を得るのに山のような原料が必要なことも珍しくありません。

しかし、天然由来の栄養素の価値はそれだけではありません。二〇四頁でもお話ししたように、天然由来の栄養素にはお互いの効能を高めあったりする成分が含まれています。天然型ビタミンEの場合、「同族体」と呼ばれる八種類の兄弟のような成分がミックスされた状態で含まれています。

そのうちの一種類のみを摂取させた動物実験では過剰摂取の懸念が持たれていますが、同じ尺度で考えることはできないのです。

天然由来の栄養素は安全な「前駆体」だというお話もしました。これからビタミンDを例としてあげますが、ビタミンAにもそれは全く当てはまります。

レチノイン酸という活性型のビタミンAを直接摂取させたラットの胎児に発育異常を生じたとの研究がありますが、前駆体として摂取する天然型ビタミンAと同列に考えてよいのか疑問です。

ビタミンAとDは細胞の「遺伝子スイッチ」をオン・オフする！

大多数の栄養素・ホルモンは細胞膜の表面や内部（細胞質）にあるタンパク質など

に作用します。しかし、ビタミンA、ビタミンDは細胞の核の中にある遺伝子に直接作用することがわかっています。

遺伝子というのは、ただ持っているだけでその性質が発揮される訳ではありません。実は遺伝子には「スイッチ」があるのです。スイッチが入ることで初めてその遺伝子の情報が読み出されて、様々な作用が現れてきます。

ビタミンA・Dはそのスイッチをオン・オフすることができるのです。また最新の研究ではビタミンKも同様の作用が報告されています。

いまや専門家の間では同じく遺伝子に作用する性ホルモンやステロイドホルモン、甲状腺ホルモンなどと同列に扱われる存在です。

これらが潜在的に不足することでさまざまな感染症、自己免疫疾患、皮膚疾患や消化器疾患などにかかりやすくなると言われていますし、口腔内の不調もそこに原因がある場合があります。

口腔内の免疫力は、全身の免疫を左右する腸内環境にも影響を与えます。最近の研究では、口腔と顎下リンパ節が、侵入してきた異物（抗原）を認識し、その情報から免疫細胞を作り上げる機能をもつことがわかってきました。

口腔内の免疫機能の中心的な役割を果たすIgA（免疫グロブリンA）という物質が機能を発揮するためにはビタミンAが欠かせません。

花粉症などのアレルギー疾患の治療で、「舌下免疫療法」というのがあります。アレルギーの原因物質（アレルゲン）を舌下に少しずつ投与することで、過剰な免疫機能を抑えて、アレルギー症状を軽減させるというものです。

口腔内に免疫をコントロールする働きがあるからこそ生まれた治療法です。

アレルゲン情報をキャッチしてそれをほかの免疫細胞に伝える働きをしているのが「樹状細胞」と呼ばれる免疫細胞です。免疫機能の司令塔とも言われていて、とても重要な細胞であることが近年の研究でわかっています。

この樹状細胞が十分に働くためにはビタミンAが必要なのです。そして口腔内の樹状細胞は腸管の樹状細胞よりも働きが強いという結果も得られています。

腸管は免疫機能の中心であることは確かですが、口腔内も重要な働きをしていることが徐々にわかってきました。その機能を担っているのがビタミンAなのです。

ビタミンAを多く含む食品は、鶏・豚レバー、うなぎ、乳製品（牛乳、バター、チーズなど)、卵、黄緑色野菜などです。サプリメントで摂る場合には、良質の天然型であることが必須の条件となります。

ほとんどの現代人はビタミンD不足

この栄養素はもともと、カルシウム、マグネシウム、リンなどのミネラルの吸収・排泄、骨や歯の形成に関わっていて「骨のビタミン」ととらえられていました。

たとえば歯科領域では、一〇歳児を対象とした大規模な調査で、血中ビタミンD濃度が高くなると、歯の表面のエナメル質がうまく作られない形成不全症が減少し、永久歯のカリエスリスク(虫歯になる危険度)が低下することがわかっています。

しかし近年、免疫力の向上やがんの抑制などの「遺伝子スイッチ」を使った役割が次々と明らかになり、アンチエイジング医学の面で大注目される存在となっています。

ビタミンDをきちんと摂ることでPg菌の産生する毒素を弱める働きがあることなどもわかっていて、歯周病の病巣から全身にばらまかれた毒素の悪影響を減らすのにも有用です。

逆に不足すると、花粉症やリウマチなどの自己免疫疾患、アトピー性皮膚炎、ぜんそくなどのアレルギー疾患のリスクが上昇したり、大腸がんの発症や血糖値のコントロールにも悪影響を及ぼしたりします。これらの病気は最近、増加の一途をたどっているものばかりです。

ところがこのビタミンD、必要な量がまかなえている人は非常に少ないことがわかっています。日本人一六八三人を調査したところ、ビタミンD不足は八一・三パーセントにも上りました。日本人九〇八四名を調べた別の調査では、不足の割合はさらに大きく九〇・九パーセントに及ぶとのこと。

つまりほとんどの人は欠乏・不足状態ということです。食事からの摂取不足だけでなく、体内での合成に必要な紫外線を充分に浴びていないことも影響しています。そしてこの傾向は日本人だけでなく世界的にも同じです。

事態は深刻です。「さあこれはどうしたものか」と思われたかもしれませんが、朗報もあります。

実はこのビタミンD、その「前駆体」を測定することで体内の過不足を的確に判断することができます。数あるビタミンの中でも、現在その方法が確立されているのはビタミンDだけです。

通常の血液検査はもちろん、指先から一滴の血液を採取するだけで測定できるキットも開発されていて、手軽に実施できます。

そして不足している場合はサプリメントで補充するのが現実的な対策となりますが、良質のメディカルサプリメントが比較的安価に入手できるのもビタミンDの大きなメリットです。

ビタミンDを多く含む食品も意識したいものです。シイタケなどに含まれていますが、効率的な摂取なら動物性のサケ、ウナギなどの魚介類が適しています。

ミネラルなくして、健康なし

口の中だけでなく、身体全体の健康を維持するためにはミネラルは不可欠です。ここまで触れた鉄のほかに、生命活動を維持する上で不足しがちなカルシウム、マグネシウム、亜鉛についてお話しします。

カルシウム（Ca）は体内にもっとも多く含まれるミネラルで、骨や歯の材料となるだけでなく血液凝固や心機能、筋収縮などにかかわっています。ほかにもあらゆる生命活動に関与しているミネラルと言ってもいいでしょう。

そんな重要な働きをしているCaですが、平成二九年の国民健康・栄養調査では、二〇代女性のCa摂取量は、必要とされる量の六五パーセントという結果でした。

二〇代女性だけでなく全ての年代の日本人でCaの摂取は十分とは言えません。これは日本の土壌自体がミネラル不足で、農作物や飲料水もミネラルが不足していることも一因となっています。

Caが不足するとさまざまな問題が起こってきます。骨の密度が下がる骨粗しょう症の大きな要因となるほか、認知症や変形関節炎の原因にもなります。動脈硬化、高血圧症による循環器疾患のリスクも高まります。

歯科領域でも、胃酸を減らす薬剤がCaの吸収を妨げる副作用があり、それがインプラントの失敗に影響するという報告もあります。

清涼飲料水やインスタント食品は私たちの周囲にあふれていますが、これらの加工食品には保存性や食感を良くする目的でリン酸などのリン化合物が添加されています。リン化合物を過剰に摂ると、Caの吸収が阻害されて骨からCaを流出させることになります。加工度の高い食品の危険性はこのようなところにもあるのです。

マグネシウム（Mg）

は体内でCaとペアになって働いています。Caの吸収にも一役買っており、Mgが不足していると、Caを摂取しても効率よく吸収することができません。また体内の様々な酵素を活性化させる働きがあります。Mgが不足すると、骨粗しょう症、神経疾患、精神疾患、不整脈、心疾患、筋肉収縮異常などが起こることが知られています。

昔は豆乳を固めて豆腐にするのに「にがり」を使っていました。にがりの主成分は塩化マグネシウムで、こんなところからもMgは摂取できていました。

ところが、今では大部分の豆腐には「にがり」が使われていません。このように現代人の生活ではMgを摂取する機会が減っています。充分に摂取するのが難しいミネラルですので、サプリメントを使うのも有効な手だてとなります。

亜鉛（Zn）

も非常に多くの役割がありますが、とくに歯周組織にかかわる重要な働きが数多くあります。口腔の健康にはZnが必須なのです。

一、唾液緩衝能

唾液には、酸性やアルカリ性のものを食べたり飲んだりしても口腔内を中性に保とうという働きがあります。これを緩衝能といいます。この緩衝能が十分に働くにはZnが必要です。

二、味蕾細胞の新陳代謝

味蕾というのは、舌や口腔の奥の軟口蓋にある食べ物の味を感じる小さな器官のことです。味覚障害は味蕾の異常によって起こります。それを改善するにはZnが必要です。

三、骨の新陳代謝（アルカリフォスファターゼ、ALP）

ALPは骨の生成と破壊の両方にかかわる酵素です。その活性はZnに依存しています。ALPの活性が低ければ、それだけ骨の新陳代謝は悪くなるので、Znが不足していることが疑われます。

その他にも創傷治癒促進作用・免疫力維持作用、活性酸素除去作用、有害金属などの解毒と非常に多彩な作用を持ちます。体内の三〇〇〇以上の酵素の活性に関係するといわれています。

Znは牡蠣や豚レバーなどの肉や魚介類に多く含まれ、動物性タンパク質と同時に効果的に摂取できます。口腔の機能が低下してこれらの食材が上手く食べられなくなると不足してくる恐れがあります。

あなたを狙う酸化ストレスから生き延びるには

一八世紀後半に始まった産業革命による工業化や、二一世紀のＩＴ革命で人類の生活は一変しましたが、それと引き換えに有り難くないものも増えてしまいました。大気や土壌、海洋汚染。さまざまな添加物や農薬。なんと精神的ストレスまでもが活性酸素を発生させ、私たちの身体を錆びさせようとします。

あふれる酸化ストレスから身を守るにはどうすればいいか。私たちがとれる対策の一つは、その作用を打ち消す能力を持つ「抗酸化物質」を摂ることです。

抗酸化物質にはさまざまなものがあります。

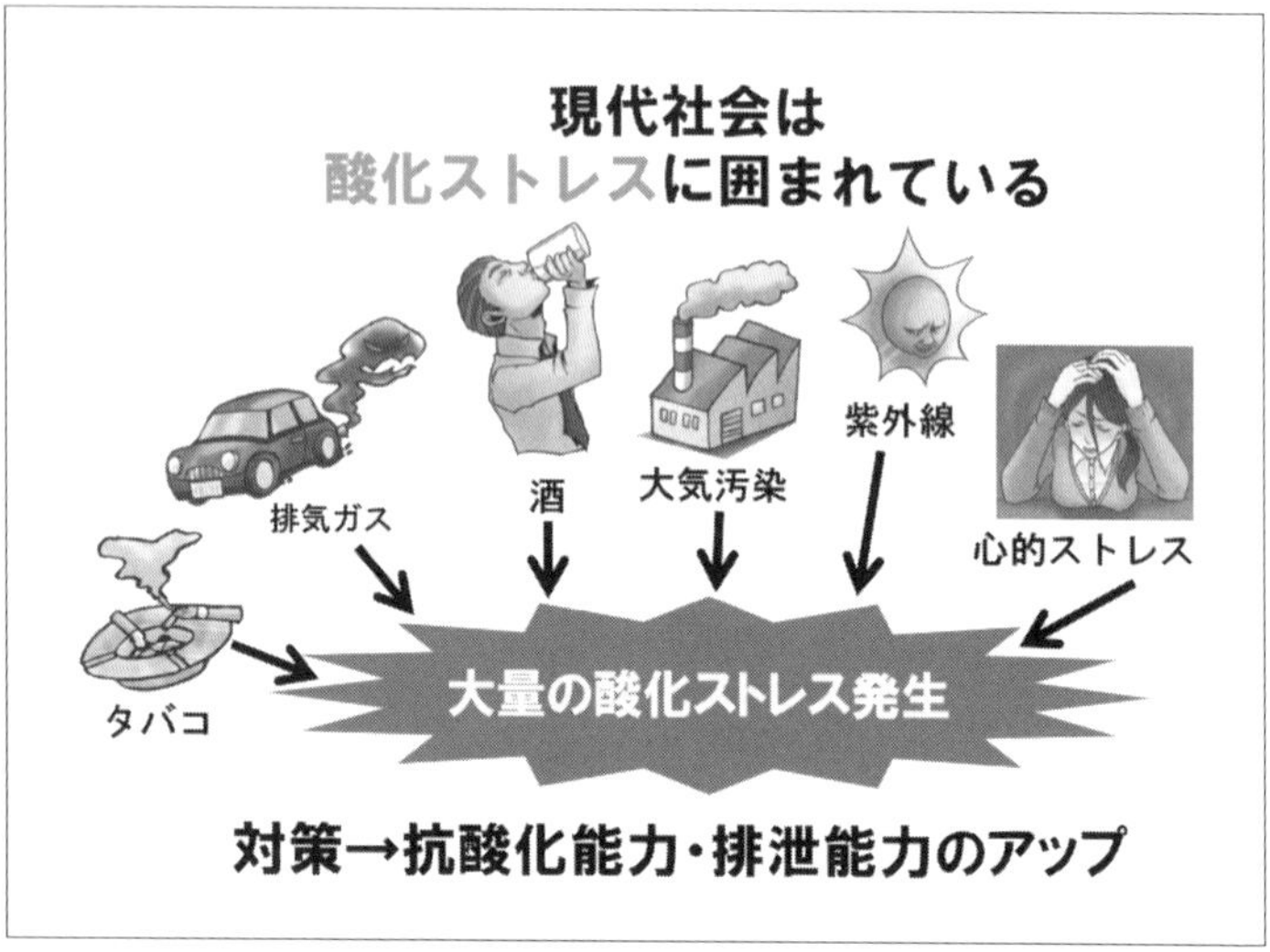

●その栄養素自体に抗酸化力のあるもの
ビタミンC、ビタミンB群、ビタミンEなど
●体内で作られる抗酸化物質
尿酸、ビリルビン、コエンザイムQ10、グルタチオンなど
●抗酸化酵素（SOD、カタラーゼなど）の活性を上げるもの
ビタミンB群、ビタミンCなど。鉄、亜鉛、カルシウム、マグネシウムなどのミネラル
●ケトン体（体の中で脂肪が変化してできる物質。エネルギー源として利用される。糖質を制限することで増える）
●水素（水素イオンではなく分子状の水素。

体内への浸透力が非常に高い）

●フィトケミカル（植物に含まれる抗酸化物質）

最後のフィトケミカルについて簡単に説明します。

植物は動物と違って外敵から逃げるために移動することができません。紫外線や害虫など、自分にとって有害なものから身を守るために色素や香りなどの成分を作り出します。それがフィトケミカルです。

●リコピン——カロテノイド（天然色素）の一種で、強い抗酸化力をもちます。ビタミンEの百倍以上の抗酸化力があると言われています。赤やオレンジの色素成分で、リコピンを含む代表的な野菜がトマトです。

●アスタキサンチン——カロテノイドのひとつ。微生物、藻類、動物などに広く分布している色素。サケの赤い身もアスタキサンチンによるもの。厳しい環境を生き抜いたり、紫外線にさらされる環境から身を守るための自然の知恵です。エビ、カニ、鯛といった魚介類にも含まれています。

●レスベラトロール——ポリフェノールの一種。ブドウの皮やピーナッツの渋皮に含まれています。抗酸化作用だけでなく、血流や血糖コントロールの改善効果などが認められています。

赤ワインが体にいいと言われていますが、ブドウ由来のフィトケミカルであるレスベラトロールが含まれているからです。

食品とサプリメントをうまく組み合わせて酸化ストレスから身を守る。これは現代人にとって健康を守るための必須の知恵といってもいいでしょう。

オーラルフレイル対策はこの栄養素で

食生活はオーラルフレイルを防ぐのにとても重要です。身体は食べたものでできているからです。最後にまとめておきましょう。

口腔の健康を守るためには、コラーゲンがとても大切です。歯肉や歯槽骨など、歯周組織の主要成分はコラーゲンです。動物性タンパク質を摂ることでコラーゲンは効率よく作られます。その際にビタミンCと鉄が不可欠ということもお忘れにならないでください。

タンパク質をエネルギー源として使うのではなく、本来の役割に振り向けるためにも脂質が使えることがとても大切なことはお話ししました。良質の脂質の筆頭はオメガ3で、その代表的なものが青魚に含まれているDHA（ドコサヘキサエン酸）やEPA（エイコサペンタエン酸）です。植物性では亜麻仁油、えごま油やクルミなど。

この脂質をエネルギー源にするにはビタミンB群が不可欠です。動物性タンパク質や葉野菜などをしっかり摂ることで摂取できます。

ビタミンDも大切な栄養素です。体内でも合成できますが、それでは不足なので食事やサプリメントから摂る必要があります。カルシウム濃度をコントロールして丈夫な骨を作るほか、遺伝子に直接働きかけ免疫力や抗酸化力を発揮します。

魚介類、卵、キノコにたくさん含まれています。ビタミンAとは協力関係にありますからこちらもおすすめです。

大部分の日本人はカルシウム不足です。骨ばかりではなく、筋肉の働きにも大きな影響を与えているミネラルです。不足すると骨から取り出されますので骨粗しょう症の原因になります。小魚や干しエビを丸ごと食べるのがいいでしょう。

しかしカルシウムばかりをたくさんとっても骨は丈夫になりません。マグネシウムも同時にとることでカルシウムが骨に固定されます。現代では摂取しにくいミネラルです。アーモンドなどナッツ類、魚介類、藻類、野菜、豆類などに多く含まれています。

唾液の緩衝能や味覚の維持には亜鉛が不可欠です。その他にも酵素の活性維持などで口腔の健康には重要なミネラルです。牡蠣やレバーに多く含まれています。

抗酸化力の高い食材やサプリメントを摂ることが口腔の健康に役立つこともお話ししました。フィトケミカル、ケトン体や水素などが注目です。

歯周病をきっかけにして全身の健康を考えた生活をするようになれば、免疫力も高まり、高まった免疫力が歯周病菌の繁殖を抑えてくれます。そうなれば、薬剤を多用する必要はなくなります。健康で生きるためのいい循環ができ上がります。

そういう体を作っておけば、認知症やうつ病になるリスクも減少します。人間の体は全体がシステムとして成り立っています。

口の中の健康は全身にいい影響を与えますし、全身が健康になれば口の中も自然に健康になっていくものです。

《特別対談》

松山淳先生

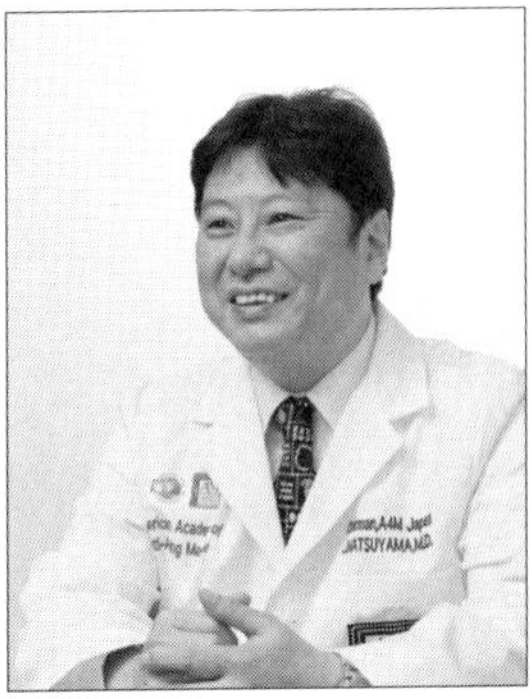

【専門分野】
専門は加齢制御医学
臨床抗老化医学（アンチエイジングメディシン）・統合医療学・
病理学（皮膚病理学、腫瘍病理学、循環器病理学）
【その他所属学会／認定医など】
●一般社団法人 国際先進医療統合学会 代表理事
●医療法人社団松寿会 理事長
●米国アンチエイジング医学会（A4M）学術顧問
●日本美容外科学会 認定専門医
●日本医師会 認定健康スポーツ医
●厚生労働省 解剖資格認定医（病理）
●日本医師会 認定産業医
●日本糖尿病協会 登録医

森永宏喜先生

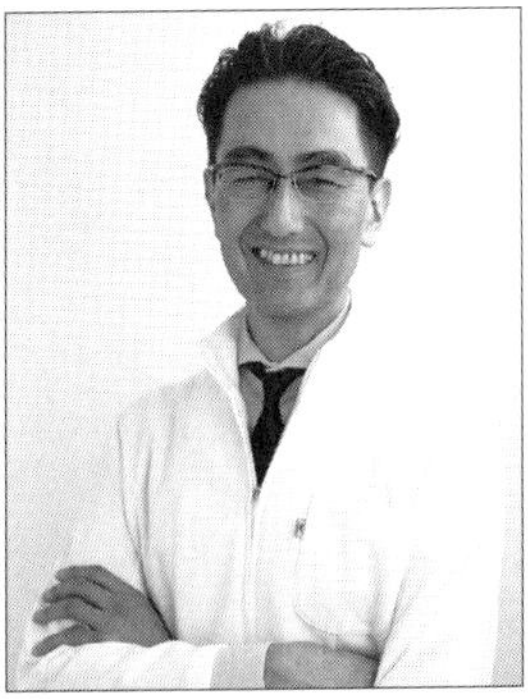

●森永歯科医院 院長
●日本アンチエイジング歯科学会認定医 常任理事
●一般社団法人 国際先進医療統合学会 理事
●米国アンチエイジング医学会（A4M）認定歯科医師
●オーソモレキュラー・デンタル 代表
●日本抗加齢医学会 抗加齢医学専門医
●点滴療法研究会 ボードメンバー

一般社団法人
国際先進医療統合学会
World Academy of Advanced Integrated Medicine
http://waaim.or.jp/

医科と歯科が連携して健康寿命を延ばす医療を！

森永　ナチュラルハーモニークリニック表参道の統括院長をされている松山淳先生と、医科と歯科の連携による医療がいかに大切かというお話をしたいと思います。松山先生は、日本はもちろんですが、アメリカでもアンチエイジング医学のスペシャリストとして高い評価を受けておられます。統合医療や再生医学、病理学などの分野でも第一線で活躍されています。

アンチエイジングという言葉は日本でも定着したと思うのですが、方法はさまざまです。素晴らしい効果が望めるものもあれば、費用対効果を考えると首をかしげざるを得ないものもある。まさに玉石混交です。専門家の松山先生から見て、「これはいいぞ」と思われる方法はありますか。

松山　確かに言葉としては定着したと思いますが、何をどうすれば若々しく健康でいられるかとなると、まだまだ暗中模索の状態です。

私が注目しているのはアミノ酸です。なぜアミノ酸なのか、順を追ってお話しします。

アンチエイジングのカギを握っているのは幹細胞です。幹細胞というのは、すべての細胞のもとになる細胞で、たとえばけがをして細胞が死んでしまうと、幹細胞が新しい細胞を作って供給します。幹細胞が元気なら、常に新しい細胞が供給されますから、老化を防いで若々しくいられますし、健康で過ごすことができます。

幹細胞を活性化させるのがアミノ酸です。以前から、幹細胞を元気にするには成長ホルモンが重要な働きをしていると言われてきました。ですから、成長ホルモンを投与することで若さを保とうとするアンチエイジング法が広がったのですが、ホルモンの投与は人によっては副作用が出ることがあります。

そこで成長ホルモンを直接投与するのではなく、成長ホルモンを作り出す材料を入れればいいということになってアミノ酸が注目されるようになりました。

アミノ酸はあらゆるタンパク質のもとになっている物質です。体には、必要なものを自分で作り出すという力があります。材料さえ用意してあげれば、必要なだけの成長ホルモンを作り出して、その人の若さも健康も、一番好ましい状態に保ってくれるのです。ですから副作用はまったく心配ありません。アミノ酸はホルモンよりもずっと安価ですしね。理想的ですよ。

森永　私が期待しているペースト状のサプリメントがあるのですが、これもある種のアミノ酸が主原料です。もともとアンチエイジングのためのサプリメントだったのですが、私は歯科医ですから、口の中でも変化が起こっているのではと思って、口腔内のＩＧＦ－１というタンパク質を測定したところ、その量が非常に増えていることがわかりました。ＩＧＦ－１は成長ホルモンが量を計る指標にもなっていて、これが増えるというのは口腔内で成長ホルモンが増えているということになります。

そうすると、松山先生が言われたように、幹細胞が活性化しますから、口腔内の損傷が改善されたり、組織が再生されたりといったことが期待できます。歯周病にも効果が期待できるし、インプラントの予後にも良い影響を与えるのではないかと。

私は歯周病に注目して調べましたが、歯周病の原因とされる三種類の菌（レッドコンプレックス）が減少している結果が得られました。さらに研究は必要ですが、歯周病の安定化や予防に寄与できる期待は大きいと思っています。

また、このサプリメントは消化液の影響を受けず、口腔内の粘膜からも直接吸収されますので、摂取直後に身体が暖かくなるなどの体感を感じる方もいるようです。

口腔ケアにも有効です。患者さんにアンケートをとったところ、口臭や歯茎の腫れ状態、歯のざらつき、口の不快感、口の渇き、ねばつきがなくなったといった結果が出ました。このペースト状サプリメントの効果だと考えられます。


松山　それはすばらしいですね。今はいろいろなサプリメントがありますが、臨床的なエビデンス（医学的根拠）に乏しいものがほとんどです。森永先生がきちんとデータを取って「期待できる」とおっしゃるなら安心できます。

一般の人は、専門的なエビデンスを示されても、なかなかわかりにくいと思います。私は信頼できる医師や歯科医師が認めたものを選ぶことが大切だと、患者さんにはお話ししています。

アミノ酸のサプリメントが歯周病にもいいというのは、森永先生が歯科医師だったからこそわかったわけで、私たち医科の医師だと、そこまで考えが及ばなかったと思いますね。

森永　ありがとうございます。歯科医はどうしても口の中が気になるものですから(笑)。

松山　歯科医と医科の医師とでは視点が違いますよね。そこが面白いところで、歯科医の視点と医科の医師の視点とを合わせると、もっと総合的な医療が実現するのではと思っているのですが。

森永　ずっと歯周病は口の中に限定された病気だと考えられていました。日本では、この二〜三年でやっと医療関係者の間では口腔内と全身の健康に関係があることが急速に理解され始めましたが、まだまだ一般の人には浸透していません。

どうやって知ってもらうか、試行錯誤の毎日ですよ。今年に入り医療従事者向けの専門書も刊行しましたが、患者さんにもわかりやすい本を書くというのも、大事なことだと思っています。

松山　アメリカでは、一五年ほど前から、歯周病が全身の慢性炎症の原因だということが認識され始めました。日本ではまだまだですね。

森永　松山先生のような医師がいてくれてすごく心強いです。まだまだ歯周病と全身の病気との関連を認識してくれる医師は少ないですが、それでも確実に広がっている実感はあります。

医科と歯科がもっと連携して治療や予防に当たれば、病気は少なくなるし、治癒率も高まるのではないでしょうか。

たとえば糖尿病で内科にかかっている人の多くが歯周病も患っています。歯周病が糖尿病悪化の原因だということもわかっています。内科の先生が、糖尿病の患者さんに「歯周病の治療をしてきなさい」というアドバイスをしていただけるようなシステム作りが必要と思いますし、歯科でも歯周病が重度の方には糖尿病のチェックを積極的に促すことが必要です。そうすれば、もっと糖尿病もコントロールしやすくなるでしょうし、歯周病と糖尿病の関係を内科の先生が啓蒙してくだされば、糖尿病の予防にもつながると思います。

松山　その通りだと思いますね。歯科の先生は、専門は口の中ですが、大学では全身のことを勉強しています。内科学や外科学も学んでいます。病気のこともよくご存じなので、口の中だけの専門家という見方をしないで、糖尿病にしても心臓病にしても、医科と歯科が一緒になって治療や予防に当たれば、もっと多くの患者さんが良くなりますね。

最近は、医科の医師もそのことがわかってきています。歯周病はいろいろな病気の原因になっていることを理解して、患者さんを歯科に送る人も出てきました。

森永　検査技術の発展が一役買ってくれている部分もありますね。たとえば私たち歯科医ならば、歯周ポケットが五ミリと聞けば、どの程度の歯周病かおおよそわかります。でも、医科の先生ではなかなかピンときません。

今では、リアルタイムＰＣＲ法など菌の種類と量を測定する検査がありますから、医科の先生方にもご理解いただきやすくなったと思います。「じゃあ、まずは歯周病を治しましょう」と歯科治療を先行させるようなこともあると思います。

松山　最近は統合医療が盛んになってきました。自分の専門分野だけでなく、さまざまな治療法や分野を勉強して治療に当たっている医師も増えています。そういう医師たちは、口の中が全身に影響を及ぼしていることを十分に理解しています。

大学の医学部では栄養学の教育にさかれる時間は多くありません。しかし、統合医療をやっている医師の多くは、栄養学も自分で勉強しています。サプリメントに対する造詣も深いです。

森永先生が力を入れておられる分子栄養学やオーソモレキュラー栄養療法にも関心をもつ医師が増えてきています。

医科歯科連携はこれから広がっていくのではないでしょうか。そうならないといけないと思いますね。

森永　口は消化器官の始まりで、胃や腸ともつながっています。にもかかわらず、口は歯科、胃や腸は医科という役割分担があって、そのために口と胃や腸が分断されてしまっていました。

やっと、そうじゃないよという考え方が出てきました。まだすぐに密な医科歯科連携という形にはならないと思いますが、理解できる医師と歯科医が組みながら、少しずつ広げていくしかないと思っています。

そういう意味で、松山先生のような方と出会えたのは幸運でした。これからもよろしくお願いします。

あとがき

「あとがき」をどのようにまとめようかと考えていた矢先の二〇一九年九月九日未明、ラオス語で女性の名前である「ファクサイ」と命名された台風一五号は東京湾から千葉に上陸し関東平野を縦断、太平洋へと抜けていきました。最大瞬間風速六〇ｍに迫ろうかという暴力的な風雨は、千葉県を中心に人々の生活や産業に壊滅的な打撃を与えたのです。

強風や豪雨による直接的な死者こそ出さなかったものの、全てが解消するまで二週間以上を要した停電は、熱中症による関連死を招いたのをはじめ、住民の生活と健康を大きく脅かしました。

私が開業している千葉県鋸南町はまさに彼女の進路上に位置し、なすすべなく甚大な被害を受けました。少なくない家屋が屋根を飛ばされ居住不能となったり、屋根瓦をはぎ取られて雨が屋内に降りそそぎ、家財を台無しにしたりするケースが無数にのぼったのです。

当院も屋根こそ無事だったものの、弾丸のように飛来した瓦片により大窓が粉々に砕け、そこから一気に吹き込んだ風雨により床や壁、医療機器は水浸しとなりました。

翌朝、台風一過の医院内部に入り、その光景を目の当たりにした私は一時、呆然となりましたが、気を取り直して皆で後片付けにかかり、丸二日後には医院内外の泥や瓦礫をおおむね取り除くことができました。その間、断水がなかったことが本当に幸運であったと思います。


しかし、それで直ちに診療再開とはなりませんでした。当院周囲は丸五日、一二〇時間に及ぶ停電が続き、機器の動作チェックを終えて診療可能となったのは台風襲来の六日後となる一四日になってからだったのです。

停電が解消し、通信手段も復活してくると地域の現状が徐々にハッキリとしてきます。高齢者が多い土地柄ゆえに被災後の片づけもままならず、コミュニティ全体が身体的・精神的に大きなストレスを抱える状態が明らかになりました。

もちろんボランティアの皆様が手を差し伸べて下さいましたし、全国から多くの支援物資も頂戴しました。しかし被災前の生活がすぐにそのまま戻るわけではありません。若ければ頑張りも効きますが、高齢者はもともとギリギリの状態で暮らしています。この被災がきっかけで健常者が要介護へ、要介護者はいっそう重度な状態へ移行してしまうリスクが急上昇したのです。


そのとき、私の脳裏にある言葉が響いてきました。

「今こそ、これまで学んできたアンチエイジングと栄養の知識を広く活かすときだ」

体力が落ちて消化吸収能力が落ちているときこそ、食事のみで体力・精神力を維持するのは至難の業となります。生きるためのエネルギーをしっかりと生み出し、体内の代謝をスムーズに流すためには良質のメディカルサプリメントの摂取が必須なのです。

自治体や福祉施設の担当者と相談し、このような状況で不足しがちなビタミンC、ビタミンB群、各種ミネラルなどのメディカルサプリメントを全国の友人たちからの支援物資として提供することができました。

このような形で私の経験と知識が役に立つとは夢にも思わなかったことですが、これまで努力してきたことの成果の一つとして考えようと思っています。

しかし同時に課題もあぶり出されてきました。

被災者の健康状態を評価して支援物資を受け入れ、サプリメントによる適切なサポートを行うためには、そのエリアに栄養・アンチエイジングの知識と実践の経験があるキーパーソンが必要だということです。生活習慣病になってから後追いで治療を受けるのではなく、より質の高い健康を獲得するために何をしたらいいか、また何を避けるべきかを普段から考えている医療従事者が求められるのです。

それにはこの本で繰り返しお話ししてきた「健康のゲートキーパー」として機能できる歯科が最適任だと思われます。そんな歯科を全国に増やしていく啓発活動・情報発信も、これからの私の役割の一つだと思っています。

もちろん、この本を最後まで読んでくださったあなたには災害が起きたときはもちろん、普段からどのような食事、生活習慣が健康に結びつき、病的な老化を防いでくれるかもうおわかりのはずですよね。あとは実践あるのみです。

思わぬ形のあとがきとなりましたが、本書執筆にあたり監修者として相談に乗っていただいた一般社団法人国際先進医療統合学会理事長の松山 淳先生、タイトなスケジュールにスピーディに対応していただいたKKロングセラーズ編集部の皆様に深謝しペンを置きたいと思います。

二〇一九年一〇月　台風の爪痕残る南房総から

森永宏喜

《監修者プロフィール》
松山 淳（まつやま じゅん）

杏林大学医学部医学科卒業。慶應義塾大学医学部助手・医学部附属厚生女子学院（現慶応義塾大学看護医療学部）講師、国立病院臨床研究部病理室長などを歴任。その後渡米し、米国抗老化医学研究所・医療機関にて研修。日本のアンチエイジング医療の先駆者であり、約20年にわたってアンチエイジングの専門医として活動している。また、アンチエイジング医療だけでなく、先進医療、統合医療の専門家としても国内外で活躍している。

【専門分野】
専門は加齢制御医学
臨床抗老化医学（アンチエイジングメディシン）
統合医療学
病理学（皮膚病理学、腫瘍病理学、循環器病理学）

【その他所属学会／認定医など】
- 一般社団法人 国際先進医療統合学会　代表理事
- 医療法人社団松寿会理事長
- 米国アンチエイジング医学会（A4M）学術顧問
- 日本美容外科学会認定専門医
- 日本医師会認定産業医
- 日本医師会認定健康スポーツ医
- 日本糖尿病協会登録医
- 厚生労働省解剖資格認定医（病理）

《協力》
一般社団法人 国際先進医療統合学会

口腔内環境改善法

アンチエイジングは“口の中”から！

著　者　森永宏喜
監　修　松山　淳
発行者　真船美保子
発行所　KK ロングセラーズ
東京都新宿区高田馬場 2-1-2　〒 169-0075
電話（03）3204-5161(代)　振替 00120-7-145737
http://www.kklong.co.jp

印　刷　大日本印刷(株)
製　本　(株)難波製本
落丁・乱丁はお取り替えいたします。※定価と発行日はカバーに表示してあります。
ISBN978-4-8454-2446-7　Printed In Japan 2019